Für Amelie und Alexander,
die mein Leben farbenfroher und reicher machen.

Andreas Nieswandt

Makuladegeneration
Diabetische Retinopathie

Mit Naturheilkunde
Augenleiden gezielt vorbeugen
und selbst behandeln

VIVITA® Verlag

Wichtiger Hinweis

Die Anleitungen, Informationen und Empfehlungen in diesem Buch sind praxiserprobt. Dennoch kann keine Garantie für die Richtigkeit des Inhaltes übernommen werden, da sich das medizinische Wissen ständig erweitert und unterschiedliche Auffassungen in Fachkreisen bestehen. Die Meinungen des Autors weichen teilweise erheblich von den an den Universitäten vermittelten Lehrmeinungen ab, werden aber von vielen ganzheitlichen Therapeuten ebenfalls beachtet. Im Zweifel und bei Erkrankungen sollten Sie immer kompetenten ärztlichen Rat einholen, den dieser Ratgeber nicht ersetzen kann.
Autor und Verlag übernehmen keine Haftung für eventuelle Schäden oder Nachteile, die aus der Anwendung der in diesem Buch beschriebenen Methoden und praktischen Hinweise erwachsen sollten.
Es sei an dieser Stelle ausdrücklich darauf hingewiesen, dass es sich bei diesem Buch um keine Werbung für die Praxis des Autors oder andere Naturheilpraxen, irgendwelche Therapieverfahren, medizinischen Geräte oder Medikamente handelt.

www.vivitaverlag.de

1. Auflage 2010 (2k)
2. überarb. Auflage 2014 (2k-5k)
3. aktual., erw. Auflage 2024 (5k-6k)
ISBN 978-3-9812520-2-6

HAMMON
Cover, Gestaltung, Bildauswahl & Satz: © André Hammon
Bilduntertitel: Andreas Nieswandt

Fotos: André Hammon, Danke für freie Lizenzen von Pixabay, Lizenzen von 123RF/Dreamstime

Zeichnungen: © Alexandra Richter
Titelbild: © André Hammon
Lektorat: Renate Schilling

FSC www.fsc.org MIX Papier | Fördert gute Waldnutzung FSC® C014138

Druck: FINIDR, Tschechien. Papier aus zertifizierten Rohstoffen

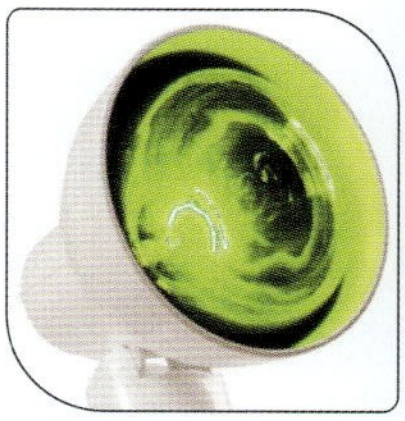

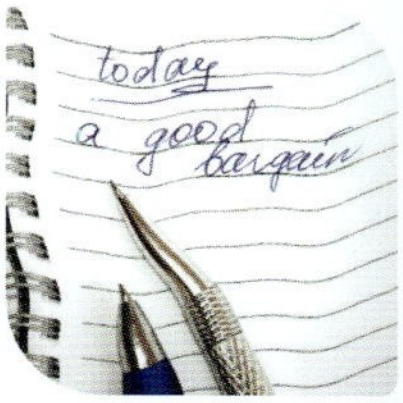
today
a good bargain

Einleitung

Das Auge ist eines der faszinierendsten Organe des Menschen. Mit über 60 Mio. Nervenfasern direkt mit dem Gehirn verbunden, leisten unsere Augen fast unermüdlich Präzisionsarbeit. Ständig in Bewegung, stellen sie sich nahezu verzugslos auf alles scharf, was wir genau zu sehen wünschen.Die Sehkraft beeinflusst daher sehr stark die persönlich wahrgenommene Lebensqualität, da diejenigen stärker am Geschehen teilnehmen können, die gesunde Augen haben. Bis ins hohe Alter gut zu sehen ist für jeden Menschen von immenser Bedeutung.

Umso größer ist zunächst der Schock für diejenigen, die von ihrem Augenarzt die Diagnose *Makuladegeneration* mitgeteilt bekommen. Denn diese Augenerkrankung führt sukzessive zum Verlust der Sehkraft, im schlimmsten Fall bis zur Erblindung. Zusätzlich problematisch: Die meisten schulmedizinischen Therapien können den Betroffenen – in Deutschland derzeit rund vier Millionen Menschen – wenn überhaupt, dann nur sehr eingeschränkt helfen. Die Resonanz auf mein 2008 veröffentlichtes Buch *„Heile deine Augen“*, in dem ich erstmalig naturheilkundliche Therapien schwerer Augenerkrankungen für den Laien verständlich beschrieb, war daher sehr groß.

Neue Forschungsergebnisse, Therapiefortschritte und auch mein Bestreben, allen von Augenerkrankungen Betroffenen sowie deren Angehörigen die bestmöglichen naturheilkundlichen Behandlungsweisen vorzustellen, haben mich nun dazu bewogen, ein neues Buch zu schreiben und den aktuellen Stand erfolgreicher naturheilkundlicher Therapiemethoden darzulegen.

Neben der *Makuladegeneration* gehe ich in diesem Buch auch ausführlich auf die *Diabetische Retinopathie* (diabetische Netzhauterkrankung) und deren Behandlungsmöglichkeiten ein. Beide Augenerkrankungen sind weit verbreitet und können mithilfe naturheilkundlicher Methoden wirksam therapiert werden.

Vorwort zur 3. Auflage

Liebe Leserin, lieber Leser.

Es ist mir eine große Freude, meiner treuen Leserschaft nunmehr seit 2010 die berichtigte und erweiterte dritte Auflage des Buches *Makuladegeneration & Diabetische Retinopathie* vorlegen zu dürfen. Die in diesem Buch enthaltenen Tipps und Empfehlungen haben bereits zahlreichen Patienten geholfen, ihr Leiden zu mindern und die Lebensqualität zu verbessern. Ich wünsche auch Ihnen, dass Sie mit diesem Buch die Hilfe erfahren, die Sie benötigen, um Ihr wertvolles Augenlicht zu erhalten. Naturgemäß kann nicht jede Empfehlung jedem helfen, manchmal ist das Gespräch mit einem erfahrenen Therapeuten und Naturheilpraktiker notwendig, um den Knoten zu lösen, der vielleicht eine Heilung oder Linderung verhindert. In diesem Sinne scheuen Sie sich bitte nicht, sich bei Fragen oder Problemen an meine Praxis oder den Verlag zu wenden. Wir stehen Ihnen gerne mit Rat und Tat zur Seite.

An dieser Stelle möchte ich Ihnen meinen wunderbaren Verleger, André Hammon, vorstellen, ohne dessen unermüdlichen Einsatz und seine Hingabe an die graphische Gestaltung dieser Auflage dieses Buch nicht möglich gewesen wäre. Vielen Dank André für Deine inspirierende Mitarbeit an diesem Buch.

Mein Dank gilt auch Frau Karin Garstenauer, die mir stets bei Fragen zu Gemmomazeraten und Pflanzentinkturen fachkundig und geduldig zuhörte und nach bestem Wissen beantwortete.

Ebenso möchte ich der Regena AG aus der Schweiz danken, dass sie die von Herrn Stahlkopf erfundenen Therapie mit Regenaplexen fachkundig und gewissenhaft zum Wohle der Patienten weiterverbreiten.

Und schlussendlich gilt mein Dank der großen Anzahl von Patienten, die ich durch ihre Leidensgeschichte begleiten und ihnen helfen durfte, eine bessere Lebensqualität zurückzugewinnen.

Ihnen, meine lieben Leserinnen und Leser, entrichte ich meinen Gruß aus Düsseldorf. Möge dieses Buch Ihnen als Hilfe und Anregung dienen auf Ihrem Weg zur Gesundung.

Düsseldorf, im September 2024

Ihr Andreas Nieswandt

Zur Struktur des Buches

Im ersten Kapitel mache ich Sie damit vertraut, wie das menschliche Auge aufgebaut ist und wie es funktioniert. Anschließend gehe ich auf die genannten beiden Augenerkrankungen und deren naturheilkundliche Behandlungsmöglichkeiten ein. Die wichtigsten Verfahren der naturheilkundlichen Augentherapie sowie Methoden zur Selbsthilfe werden im Anschluss vorgestellt. Die Farbgebungen in der Kopfzeile helfen Ihnen, sich in den Kapiteln zurechtzufinden.

Vertrauen Sie auf die Weisheit der Natur, die sich in Ihrem Körper vollkommenen Ausdruck geben möchte. Respektieren Sie die Gesetze der Natur, dann werden Sie und Ihre Welt gesünder werden.

Auf dem Weg Ihrer Gesundung wünsche ich Ihnen viel Glück und Frieden.

Augenerkrankungen mit Erfolg naturheilkundlich therapieren

Seit vielen Jahren setze ich mich intensiv damit auseinander, wie *Makuladegeneration* und andere schwere Augenerkrankungen entstehen, was für sie kennzeichnend ist und wie sie sich naturheilkundlich behandeln lassen.

Nicht zuletzt Forschungen der Ärzte *Prof. Dr. Lothar* Wendt, *Dr. Berthold Kern*, Dr. *Georg Schnitzer* und *Dr. Norman Walker* sowie Befunde zu den so genannten „Drusen“ – Stoffwechselablagerungen in der Netzhaut – haben wesentlich zu einem Verständnis der *Makuladegeneration* beigetragen. Somit ist es in diesem Buch erstmals möglich, ein logisches, naturheilkundliches Modell der Entstehung von *Makuladegeneration* vorzustellen.

Diese Erkenntnisse wurden zur Weiterentwicklung der von mir seit mehreren Jahren durchgeführten ***A**ugen-**R**egenerations-**T**herapie*® genutzt. Die Sehkraft stabilisierte oder verbesserte sich durch die *ART*-Therapie bei den meisten Patienten innerhalb kürzester Zeit, auch bei Patienten, deren *Makuladegeneration* bereits weit fortgeschritten war. In dem vorliegenden Buch möchte ich dieses Wissen nun zum Nutzen aller Patienten und Therapeuten weitergeben.

Dieses Buch befasst sich mit naturheilkundlichen Therapiemethoden. Nicht jeder steht diesen offen gegenüber. Doch es ist deutlich darauf hinzuweisen: Bei der Naturheilkunde handelt es sich um ein geschlossenes System logischer, physikalisch nachweisbarer Medizin, deren Erfolge in Studien replizierbar und damit wissenschaftlich belegbar sind. Daher ist Naturheilkunde auch keine Zusatzmedizin oder Begleitmedizin, wie sie gerne dargestellt wird. Die Naturheilkunde ermöglicht es vielmehr, die Gesetze der Natur zu verstehen und für die eigene Gesundung anzuwenden.

Aufbau des menschlichen Auges

Das Auge ist aus verschiedenen Geweben aufgebaut. Jedes Gewebe besteht aus spezialisierten Zellen, die jeweils besondere Aufgaben zu erfüllen haben. Je nachdem, welches Gewebe in seiner Funktion gestört ist, kommt es zu unterschiedlichen Augenerkrankungen.

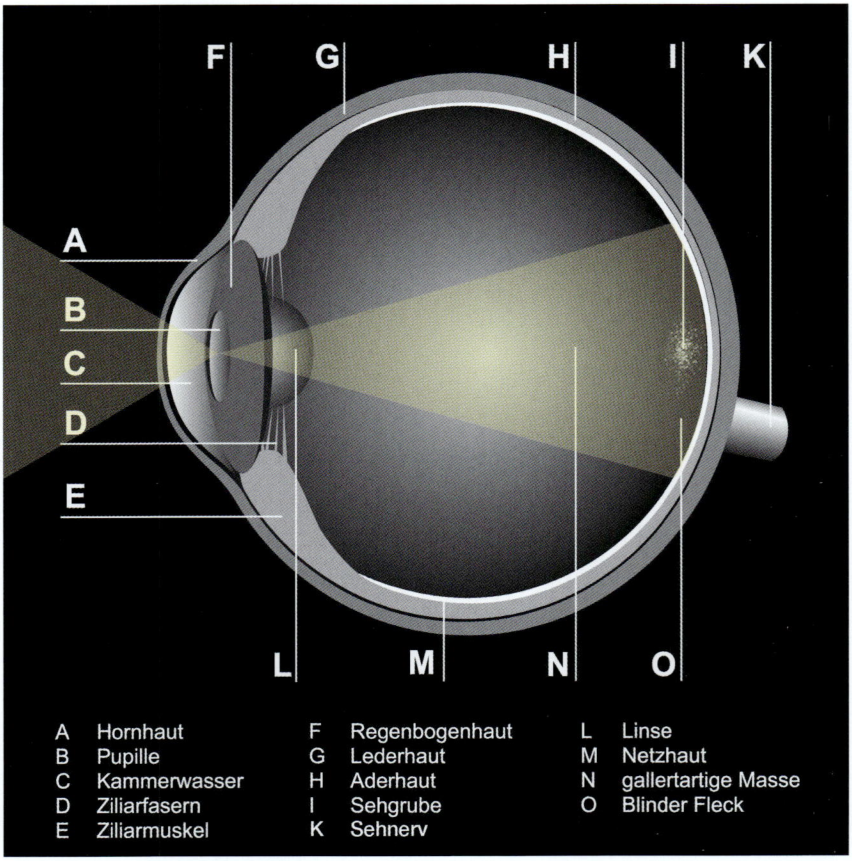

Abb. 1
Das Licht tritt durch die Hornhaut und Linse ein und trifft auf die Netzhaut.

Die Netzhaut

Wenn Sie einen Gegenstand betrachten, tritt das Licht durch die durchsichtige Hornhaut und Linse ein, wandert durch den Glaskörper und trifft am Ende des Glaskörpers auf die Netzhaut (⇢ *Abb. 1*).

1 - ***Innere Grenzmembran*** = *Stratum limitans internum. Grenzschicht gegen den Glaskörper.*
2 - ***Nervenfaserschicht*** = *Stratum neurofibrarum. Neuriten, die sich an der Sehnervenpapille zum Sehnerven vereinigen.*
3 - ***Ganglienzellschicht*** = *Stratum ganglionicum. Zellkörper der Nervenfasern*
4 - ***Innere plexiforme Schicht*** = *Stratum plexiforme internum. Synapsen zwischen den Nervenzellen un den Schaltzellen.*
5 - ***Innere Körnerschicht*** = *Stratum nucleare internum. Zellkörper der Schaltzellen und Zellkerne der Stützzellen.*
6 - ***Äußere plexiforme Schicht*** = *Stratum plexiforme externum. An den Terminalen der Stäbchen und Zapfenzellen erfolgt die Umschaltung auf die Dendriten.*
7 - ***Äußere Körnerschicht*** = *Stratum nucleare externum. Zellkörper der Stäbchen- und Zapfenzellen.*
8 - ***Äußere Grenzschicht*** = *Stratum limitans externum. Siebartige Platte aus Fortsätzen der Stützzellen.*
9 - ***Schicht der Stäbchen und Zapfen*** = *Stratum segmentorum externorum et internorum. Eigentliche Schicht der lichtempfindlichen Zellen.*
10 - ***Pigmentepithel*** *(Stratum pigmenti = Pars pigmentosa). Einschicht. kubisches Epithelgewebe.*

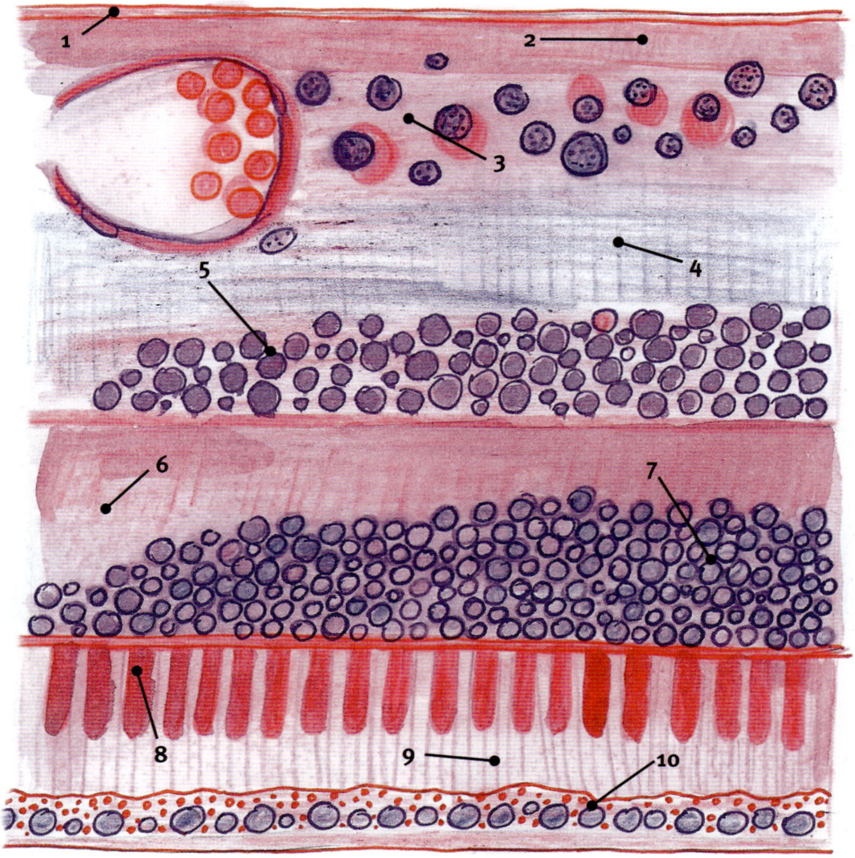

Abb. 2
Aufbau der Netzhaut. Nur die Schicht aus Stäbchen- und Zapfenzellen ist lichtempfindlich.

Die Netzhaut besteht aus zehn Schichten (⇢ *Abb. 2*). Lichtempfindlich ist allerdings nur die neunte Schicht, die aus Stäbchen- und Zapfenzellen besteht. Diese geben die Lichtimpulse über spezielle Nervenbahnen über den Sehnerv zum Gehirn weiter.

Die Makula

Im Zentrum der Netzhaut, genau in der Sehachse, befindet sich eine kleine, etwa 2 mm^2 große Stelle, die so genannte „Makula lutea", abgekürzt Makula. Schaut man in das Auge, erkennt man die Makula leicht an der gelben Färbung. Deswegen heißt diese Stelle Makula lutea (*lat. lutea = gelb*).

Die Makula enthält nur Zapfenzellen. Zapfenzellen ermöglichen die Wahrnehmung von Farben und Details. Im Bereich der Makula

1. Gelber Fleck (Stelle des schärfsten Sehens)
2. Sehnervenzellen = Neuronum multipolare
3. Zapfenzellen = Epitheliocytus conifer
4. Pigmentepithel = Stratum pigmentosum

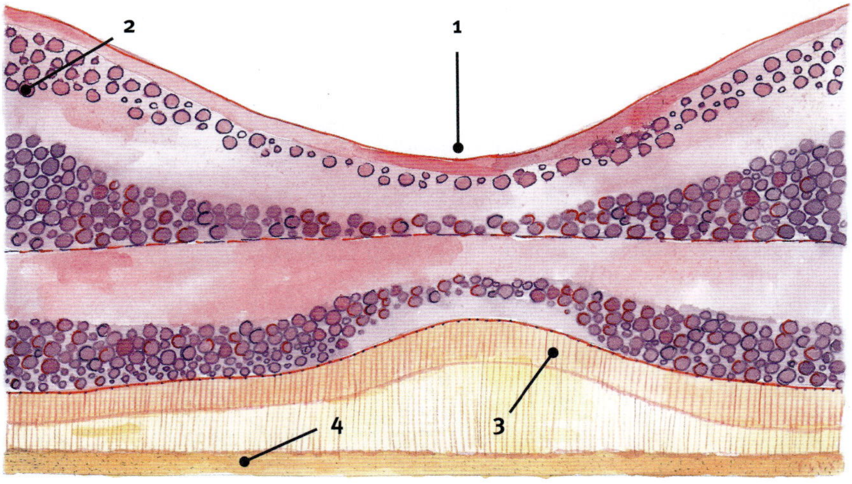

Abb. 3
Die Makula enthält nur Zapfenzellen und ist der Punkt des schärfsten Sehens.

befinden sich keine eigenen Blutgefäße. Außerdem weichen die inneren Schichten der Netzhaut hier etwas zur Seite, wodurch eine Grube entsteht (⇢ *Abb. 3*).
Die Makula ist der Punkt des schärfsten Sehens. Mit dieser winzig kleinen Stelle können Sie lesen, Gesichter und Farben erkennen. Diese Stelle kann leider erkranken und in der Folge degenerieren – dann spricht man von einer *Makuladegeneration*. ⇠

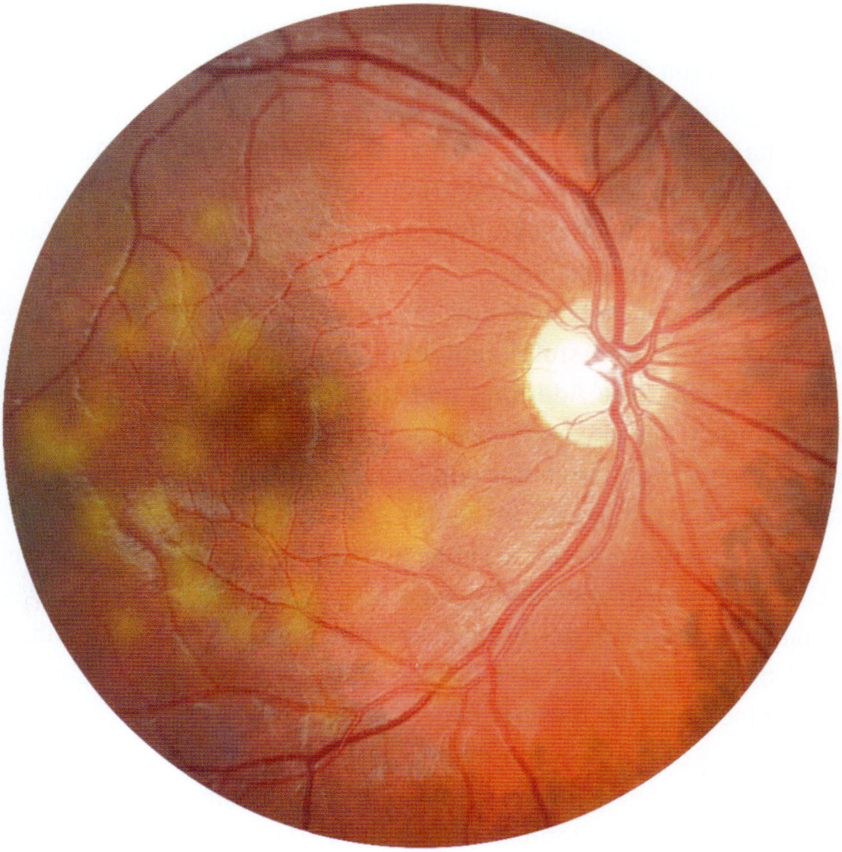

Abb. 4
Degenerative Veränderungen der Makula bei der trockenen Form der Makuladegeneration, siehe Beschreibung Seite 16.

Makuladegeneration

Die *Makuladegeneration* ist eine Erkrankung der Netzhautmitte, bei der die Sehzellen im Bereich der Makula zugrunde gehen. Allgemein werden zwei Formen der *Makuladegeneration* unterschieden, die trockene und die *feuchte Makuladegeneration*.

Trockene Form der Makuladegeneration

Abb. 4 stellt dar, wie sich die Makula bei dieser Erkrankung verändert. Im linken Bildausschnitt sehen Sie die trockene Form der *Makuladegeneration* dargestellt. Sie erkennen als unterste Schicht die so genannte Aderhaut. Hier werden Blutgefäße rund ums Auge geführt. In den Arteriolen werden Nährstoffe zum Auge transportiert, in den Venolen werden Stoffwechselprodukte (Zellmüll) zur Ausscheidung abtransportiert.

Zwischen der Netzhaut und der Aderhaut liegt die Bruchsche Membran. Die Nährstoffe und Abfallstoffe müssen durch diese Membran zwischen Aderhaut und Netzhaut hin und her transportiert werden. Für diesen Prozess benötigt die Netzhaut große Mengen an Sauerstoff, denn nur durch diese starke Stoffwechselaktivität wird die Sehfähigkeit des Auges erhalten.

Etwa 85 % der Betroffenen haben die trockene Form der Makuladegeneration.

Sehpigmente müssen ständig auf- und abgebaut werden. Geschieht dies nicht vollständig, lagern sich im Laufe des Lebens Abfallstoffe im Bereich der Bruchschen Membran ab. Diese „Müllhalden" nennt man Drusen. Die Drusen blockieren in der Folge die Ver- und Entsorgung der darüber liegenden Sehzellen.

Und was passiert, wenn die Makula nicht richtig versorgt wird? Die Zellen werden nicht richtig ernährt und die Makula degeneriert, der Patient sieht zunehmend schlechter. Da die Stoffwechselprodukte zusätzlich nicht im notwendigen Umfang entsorgt werden können, „vermüllt" das Gewebe zusätzlich, die Netzhaut wird regelrecht vergiftet. In der Folge degeneriert die Makula beschleunigt.

Feuchte Form der Makuladegeneration

Bei 15 % der Patienten geht die *Makuladegeneration* von der trockenen in die feuchte Form über. Die feuchte Form ist in *Abb. 5* dargestellt. Dabei wachsen Gefäße von der Aderhaut durch die Bruchsche Membran in Richtung Makula.

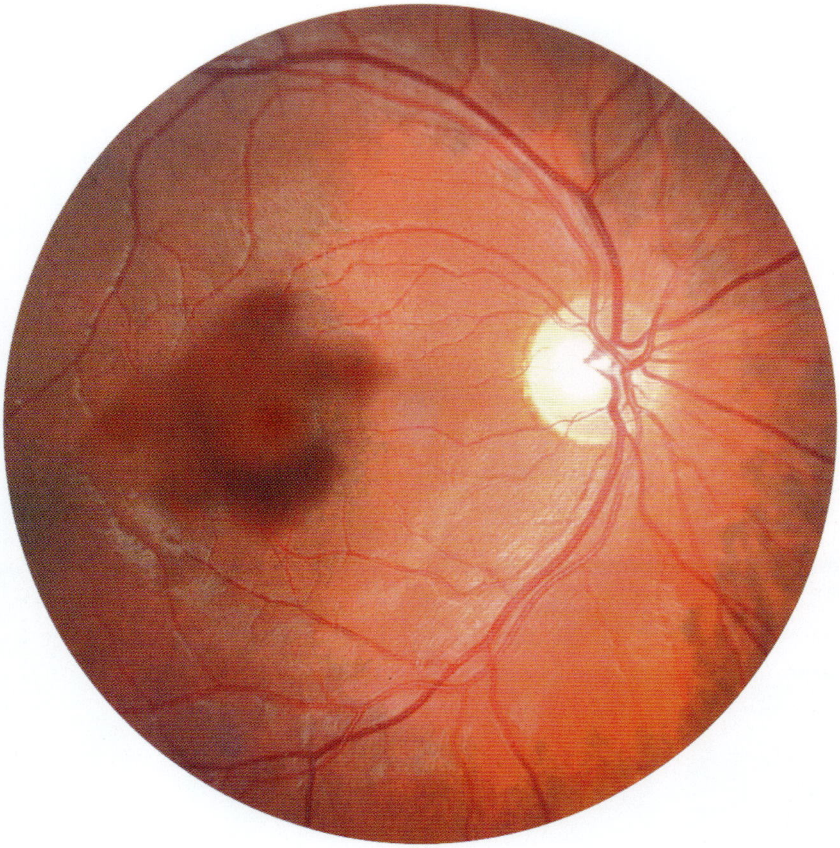

Abb. 5 Degenerative Veränderungen der Makula bei der feuchten Form der Makuladegeneration.

Tritt dabei Flüssigkeit aus diesen neuen und instabilen Gefäßen aus, dann bilden sich in der Netzhaut kleine Ödeme. In diesem Fall sieht der Betroffene häufig verzerrte Bilder, die im Alltag als sehr störend wahrgenommen werden und die Sehschärfe beträchtlich herabsetzen können, wie das etwa in *Abb. 6 und 7* dargestellt ist.

Treten Netzhautblutungen auf, kann es zu dramatischen Sehkraftverlusten bis hin zur Erblindung kommen.

Eine gängige Definition von Erblindung lautet: *„Wenn das beste Auge weniger als zwei Prozent Sehkraft hat, gilt der Patient als blind.“*

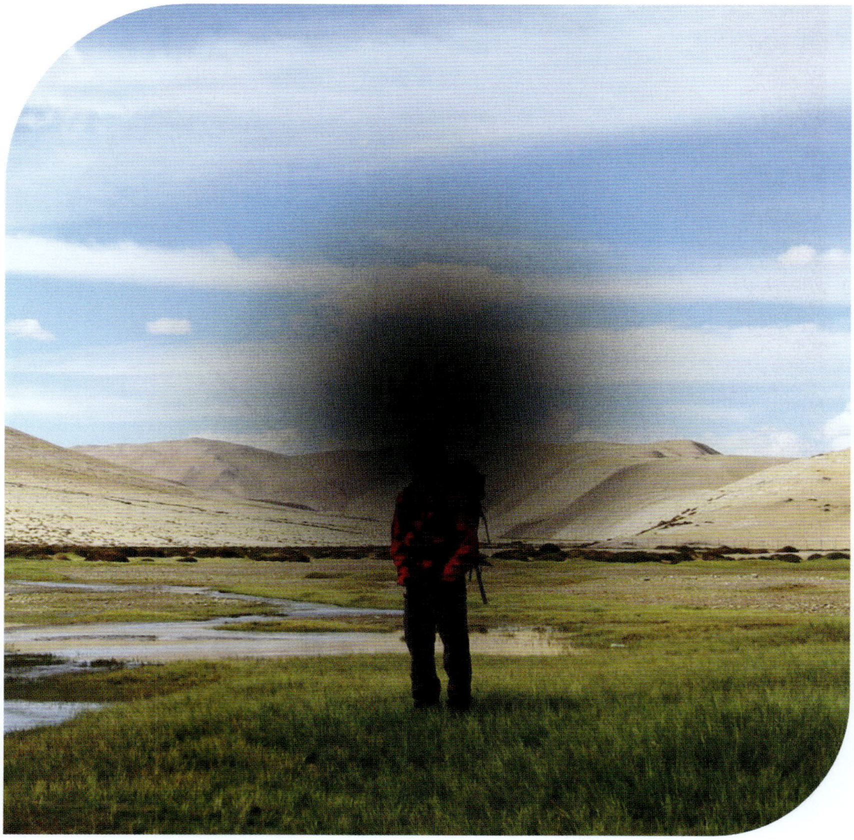

Abb. 6
Bei trockener Makuladegeneration kann ein dunkler Fleck im Sehzentrum die zentrale Sicht stark beeinträchtigen.

Symptome der Makuladegeneration

Bei der *trockenen Makuladegeneration* stellt der Patient im Alltag meist eine Sehverschlechterung fest. Er erkennt Gesichter später als normal, und das Lesen wird immer anstrengender.

Noch glaubt der Betroffene, er bräuchte nur eine neue Brille. Eine Brille kann hier jedoch nicht mehr helfen. Brillen helfen nur, den Lichtstrahl auf die Makula zu lenken. Ist die Makula erkrankt, kann keine Brille mehr zu besserem Sehen verhelfen.

In diesem Stadium wird dem Patienten häufig vom Augenarzt mitgeteilt, dass er eine *Makuladegeneration* hat. Manche Patienten erzählten mir, dass ihr Augenarzt anfangs nur von einer Durchblutungsstörung sprach. Manche Ärzte empfehlen dann die Einnahme

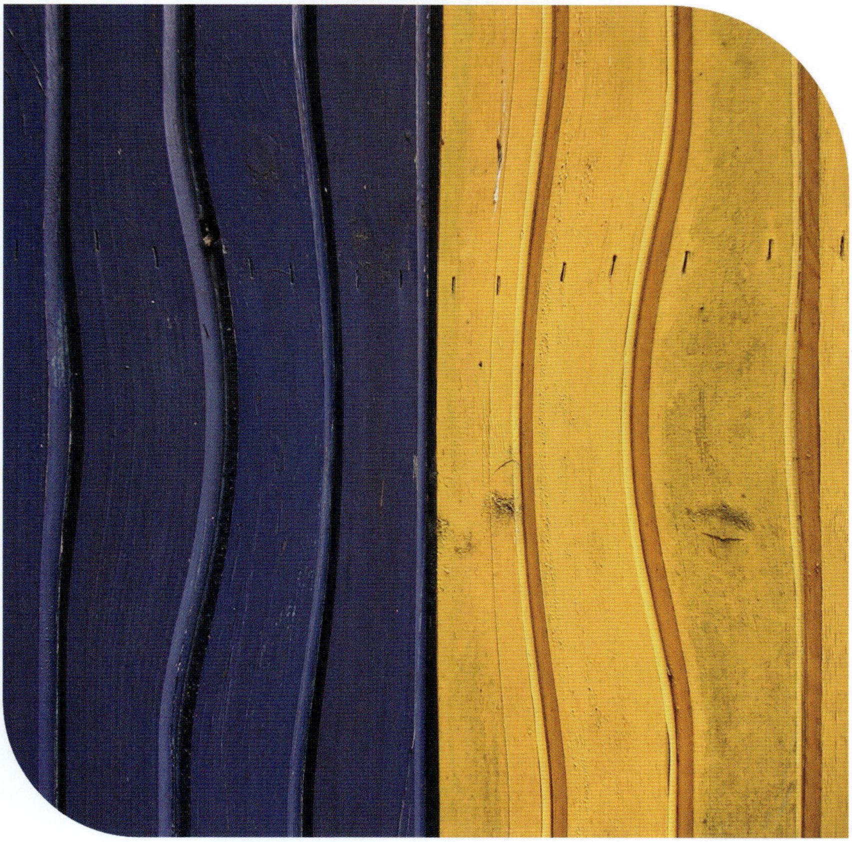

Abb. 7
Bei der feuchten Form der Makula-Degeneration sieht der Betroffene häufig verzerrte Bilder.

von Vitaminpräparaten, die ***Lutein*** und ***Zeaxanthin*** enthalten, weil sie hoffen, die Stoffwechselsituation im Auge so verbessern zu können, dass sich die Erkrankung stabilisiert.

Selten berichten jedoch Patienten, dass ihnen solche Präparate geholfen haben. Wenn Sie das Kapitel über die naturheilkundliche Sicht der Krankheitsentstehung lesen, werden Sie verstehen, warum Vitaminpräparate nur selten in der Lage sind, die Netzhaut zu unterstützen.

Findet der Patient keine Hilfe, schreitet die Krankheit in unterschiedlichem Tempo voran. Dabei kann es phasenweise zu einer vorübergehenden Stabilisierung kommen. Statistisch gesehen verlieren die Betroffenen allerdings etwa 15 % Sehkraft pro Jahr. Bei

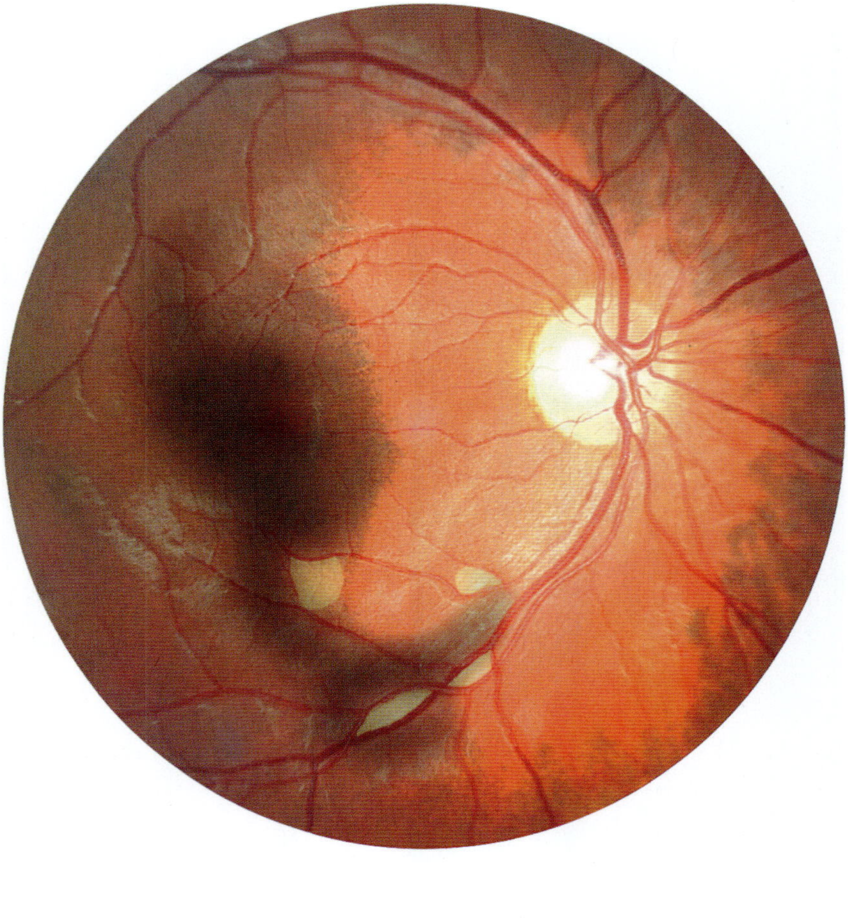

der *trockenen Makuladegeneration* handelt sich hier um einen statistischen Mittelwert, der in verschiedenen Studien von dieser Zahl abweichen kann.

Im Endstadium der Erkrankung kann der Patient nicht mehr lesen und keine Gesichter mehr erkennen. In einigen Fällen entwickelt sich im Sehzentrum ein grauer Fleck, der die zentrale Sicht zusätzlich einschränkt (⇢ *Abb. 6*). Häufig sind die Betroffenen bei vielen Tätigkeiten jetzt auf Hilfe angewiesen.

Bei der *feuchten Makuladegeneration* kommt es häufig in Schüben zu immensen Sehkraftverlusten. Im statistischen Mittel verlieren die Patienten etwa 25-30 % Sehkraft pro Jahr. Auftretende Netzhautblutungen und Ödembildungen in der Netzhaut können diesen Prozess enorm beschleunigen. Durch die Ödembildung (Flüssigkeitsansammlung in der Netzhaut) werden die Sehzellen leicht angehoben. Dadurch sieht der Betroffene in vielen Fällen Verzerrungen und beklagt häufig einen plötzlichen starken Abfall der Sehkraft (⇢ *Abb. 8*).

Schulmedizinisch wird bei der feuchten *Makuladegeneration* versucht, die Gefäße, die zur Makula hin sprießen, zu veröden, um den Verlust der Sehkraft zu verlangsamen. Die bisher verwendeten Verfahren wie Lasern, Photodynamische Therapie und Netzhaut-Rotation haben bislang jedoch nicht die gewünschten dauerhaften Erfolge. Die inzwischen seit mehr als 20 Jahren durchgeführten Injektionen von so genannten *VEGF-Hemmern* (***Macugen*, *Avastin*, *Lucentis***) in das betroffene Auge haben manch einem Patienten geholfen.

Es gab jedoch in den Medien auch immer wieder Berichte darüber, dass Patienten nach solchen Injektionen schlechter sahen. In einigen wenigen Fällen soll es durch unsachgemäße Injektionen sogar zur sofortigen Erblindung des behandelten Auges gekommen sein.

Im Jahr 2008 wurde in den Fachpublikationen darauf hingewiesen, dass diese Injektionen wahrscheinlich alle acht Wochen wiederholt werden müssten, um den Erfolg aufrechtzuerhalten. Heute regen sich jedoch kritische Stimmen in der Ärzteschaft, nach denen zu häufige Injektionen die Risiken für den Patienten erhöhen.

Der bekannte Kardiologe *Dr. Ruschitzka* weist in Vorträgen auf besondere Risiken für Herz-Kreislauf-Erkrankte sowie Schlaganfall-Patienten hin, wenn Injektionen mit VEGF-Hemmern erfolgen, da diese Stoffe entgegen bisheriger Meinung im ganzen Körper nachweisbar sind und dort gefäßverengend wirken können *(Ophthalmologische Nachrichten 06/2008, S. 24 f.)*.

Ursachen der Makuladegeneration aus naturheilkundlicher Sicht

Nachfolgend werde ich ausführlich die Ursachen der *Makuladegeneration* beschreiben, wie sie sich aus naturheilkundlicher Sicht darstellen. Je besser Sie die naturheilkundliche Theorie verstehen, desto eher können Sie die naturheilkundlichen Therapieschritte nachvollziehen und Therapieverfahren auf ihre Wirksamkeit überprüfen.

Bildung von Drusen

Wenn Sie die Netzhaut mit *Makuladegeneration* in Abb. 9 betrachten, sehen Sie rote Blutgefäße, die sich unterhalb der Netzhaut verzweigen. In der Mitte der Abbildung erkennen Sie gelbe, zusammenlaufende (konfluierende) Flecken. Diese Flecken werden Drusen genannt.

Drusen sind Zusammenballungen von Proteinen (Eiweiße). In Verbindung mit ***Acidum aceticum*** (Essigsäure) fallen diese Proteine zu den so genannten Drusen aus und ballen sich zu kleinen, aber störenden Abfallhaufen zusammen.

Drusen sind also Müllhalden aus dem regen Stoffwechsel der Makula. Diese Stoffwechselprodukte werden vom Körper nicht in ausreichender Menge abtransportiert und behindern zunehmend die Versorgung der Sehzellen mit Nährstoffen und Sauerstoff. Es gilt also folgende Faustregel:

Drusen = Essigsäure + Eiweiße

Drusen sind Müllhalden aus dem regen Stoffwechsel der Makula. Merken Sie sich diese prägnante Formel für die weitere Herleitung. Denn je besser Sie die naturheilkundliche Theorie begreifen, desto eher können Sie die naturheilkundlichen Therapieschritte nachvollziehen und Therapieverfahren auf ihre Wirksamkeit überprüfen. Dabei bedarf es wirklich nur logischen Denkens.

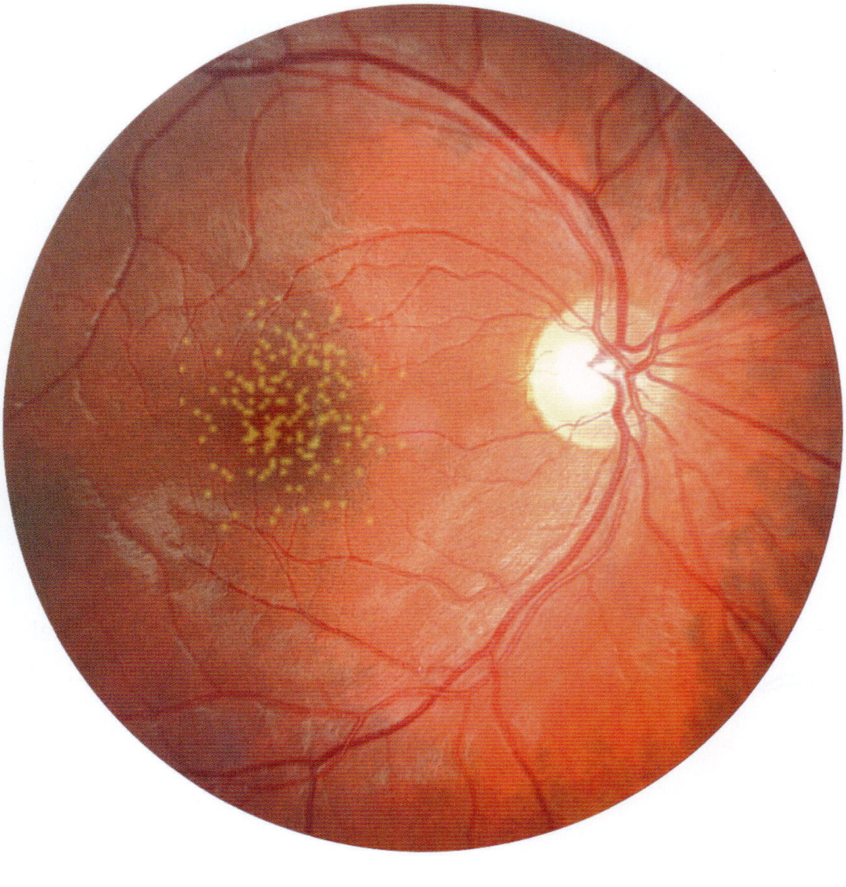

Abb. 9
In der Mitte der Abbildung erkennen Sie gelbe, zusammenlaufende (konfluierende) Flecken. Diese Flecken werden Drusen genannt.

Im mathematischen Umkehrschluss gilt also:

Drusen - Essigsäure - Eiweiße = 0

Keine konfluierenden Drusen, keine *Makuladegeneration*! Es handelt sich hierbei natürlich nicht um eine exakte mathematische Formel, sondern um eine mathematische Beschreibung der Krankheitssituation, und wie sich die Krankheit umkehren lässt.

Ursachen für die Entstehung von Drusen

Sie fragen sich jetzt bestimmt, warum die Drusen nicht einfach vom Stoffwechselsystem abtransportiert werden. Der Körper ist schließlich von Natur aus in der Lage, Stoffwechselprodukte an jeder beliebigen Stelle abzubauen.

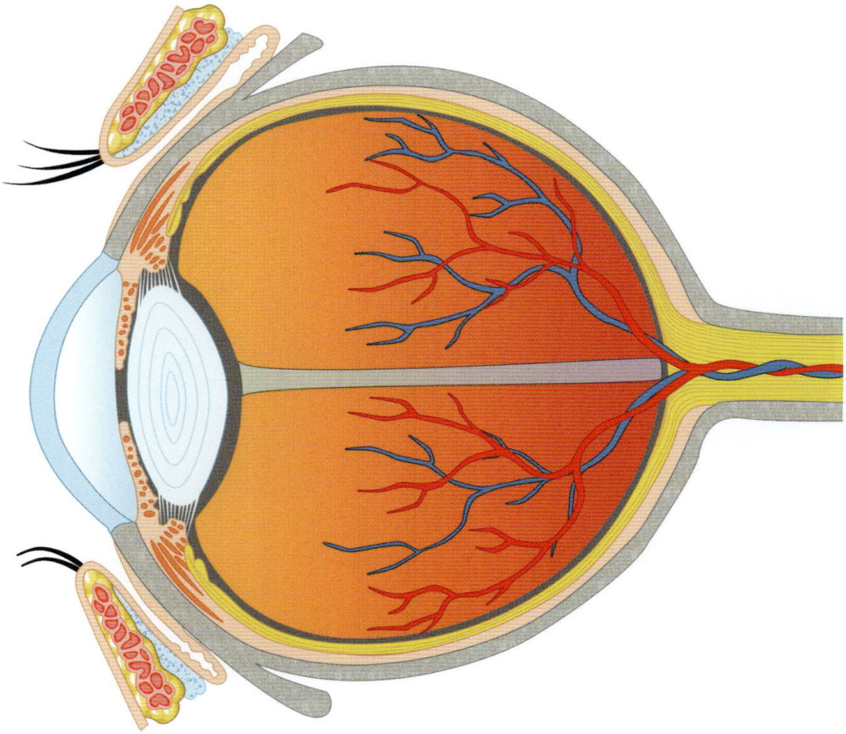

Abb. 10 Blutgefäße treten durch den Sehnerv in die Aderhaut ein.

Die Antwort ist, wie alles in der Naturheilkunde, ganz einfach: Die ständige Zufuhr von tierischen Eiweißen und Säuren verhindert den Abbau der Drusen.

Die ständige Zufuhr von tierischen Eiweißen und Säuren verhindert den Abbau der Drusen.

Erinnern wir uns daran, dass viele Augenärzte anfänglich von einer Durchblutungsstörung der Netzhaut sprechen, wenn die Krankheit das erste Mal diagnostiziert wird. In *Abb. 10* sehen Sie, wie die Blutgefäße durch den Sehnerv in die Aderhaut (ein Teil der Netzhaut) eintreten. Dort verzweigen sich die Blutgefäße in immer kleinere Gefäße (Arteriolen), durch die das Blut die Netzhaut mit Sauerstoff und Nährstoffen versorgt. Stellt der Augenarzt eine Durchblutungsstörung fest (Anfangsstadium der Erkrankung), sollte der Patient sich zügigst einen Therapeuten suchen, der ihm helfen kann, die Durchblutungssituation schnellstmöglich zu verbessern. Dabei ist wichtig, dass der Therapeut die Ursachen der Durchblutungsstörung behandelt.

Vielen Therapeuten ist leider nicht geläufig, wie Durchblutungsstörungen entstehen. Aus Unwissenheit werden den Patienten in vielen Fällen nur Vitaminpräparate verschrieben, um den Stoffwechsel zu unterstützen, ohne zu beachten, dass der Patient grundlegend behandelt werden muss.

Ein weiterer Fehler ist die Gabe von durchblutungssteigernden Präparaten wie ***Ginkgo***. Ich habe in mehreren Fällen erlebt, wie es nach Einnahme von Ginkgo-Präparaten bei feuchter *Makuladegeneration* zu Netzhautblutungen mit massiven Verlusten der Sehkraft kam. Ich rate daher meinen Patienten immer von der Einnahme solcher Präparate ab. Ein Mittel, das das Blut verdünnt, ist noch längst keine Hilfe bei Durchblutungsstörungen der Netzhaut.

Zum Glück bietet die Naturheilkunde einige unschädliche Therapien für diese Störungen an.

Naturheilkundlicher Exkurs

Wenn Sie verstehen, wie Durchblutungsstörungen entstehen, können Sie die Ihnen angebotenen Therapien sofort auf ihre Wirksamkeit überprüfen. Das ist die beste Versicherung gegen nutzlose Therapien und Scharlatane. Deshalb nachfolgend ein kurzer naturheilkundlicher Exkurs zur Entstehung von Durchblutungsstörungen.

Wie entstehen Durchblutungsstörungen?

Der Mensch ist kein Raubtier und auch niemals eines gewesen. Er besitzt keine Krallen und keine Reißzähne. Sein Darm ist extrem lang, und seine Verdauungssäfte sind nicht auf die Verdauung tierischer Eiweiße eingestellt. Unsere Vorfahren haben in den letzten 30.000 Jahren fast ausschließlich von Obst, Beeren und Nüssen gelebt. Der Körper hat aus den in Früchten und Gemüsen vorkommenden pflanzlichen Bausteinen die für ihn notwendigen Eiweißketten aufgebaut. Da pflanzliche Eiweiße keine Mangelware waren, musste der Körper auch keine Notreserven anlegen. Daher kann ein Mensch, der sich vorwiegend vegan ernährt, niemals fett werden.

Tierisches Eiweiß wird auch komplettes Eiweiß genannt, weil es in der Leber nicht mehr umgewandelt werden muss. Der Körper spart sich Arbeit und schätzt deshalb tierisches Eiweiß sehr. Er versucht tierische Proteine für schlechte Zeiten zu speichern. Aus Gründen der Evolution versucht der Körper, die Eiweiße so zu speichern, dass seine Beweglichkeit nicht eingeschränkt wird - er könnte ja sonst einem Raubtier zum Opfer fallen. Der Körper speichert die tierischen Eiweiße deshalb in der Speicherform Kollagen an den Arterienwänden. Dort kann er die Stoffe jederzeit wieder ablösen, mitnehmen und zu den Zellen transportieren, die diese Proteine benötigen.

Führt der Mensch seinem Körper ständig tierische Eiweiße über die Ernährung zu, dann braucht der Körper seine Vorräte nicht anzugreifen. Vielmehr versucht er, zusätzliche Vorräte zu schaffen! Auf diese geniale Weise kann der Körper nach Prof. Lothar Wendt bis zu 4 kg Eiweiß speichern, davon etwa 3 kg im Endbereich der Arterien, wo der Stoffwechsel zwischen Zelle und Blut stattfindet.

Im Laufe der Zeit führt dies aber zu einer „Verstopfung" des Gefäßsystems. Mit dieser zunehmenden Verstopfung verschlechtert sich die Durchblutungssituation des Menschen beträchtlich. Der Transport lebenswichtiger Nährstoffe zu den Zellen wird gebremst.

Gleichzeitig wird jetzt auch der Abtransport der Stoffwechselprodukte behindert. Die Zellen vermüllen an den eigenen, nicht abtransportierten Stoffwechselabfällen und degenerieren. Die Müllhalde Mensch wird krank. Der Körper kann an dieser Stelle verschiedene Symptome zeigen wie Bluthochdruck, Altersdiabetes (den haben übrigens schon übergewichtige und falsch ernährte Kinder), abnehmende Sehkraft, Schwerhörigkeit und am Ende schwerfälliges Denken. Eine bewusste Änderung der Ernährungsgewohnheiten kann hier schon große Wunder bewirken.

Zum Abschluss möchte ich noch darauf hinweisen, dass diese Ablagerungen, von den Medizinern „Plaques" genannt, ausschließlich in den Arterien stattfinden und nicht in den Venen. Es heißt ja auch Arteriosklerose und nicht Venosklerose. Nur Stoffe, die in den Arterien gelagert sind, d.h. in den Blutbahnen, die lebensnotwendige Stoffe zur Zelle hin transportieren, können vom Körper bei Bedarf wieder gelöst und zu den Zellen transportiert werden. Deshalb macht es für den Körper keinen Sinn, Stoffe in den Venen (den ableitenden Gefäßen) zu lagern.

Wird der Abtransport der Stoffwechselprodukte behindert, vermüllen die Zellen an den eigenen Stoffwechselabfällen.

Auch wenn es zunächst schwer fällt: Achten Sie auf eine gesunde Ernährung!

Ablagerung von Stoffwechselprodukten

Können Stoffwechselprodukte nicht mehr in ausreichendem Maß abtransportiert werden, dann sucht sich der Körper Stellen, an denen er schädliche Stoffe ablagern kann. Bekannt sind zum Beispiel die Harnsäurekristalle, die der Körper bei Gicht an verschiedenen Stellen wie Füßen und Ohrmuscheln ablagert. Dabei sucht sich der Körper die Stellen aus, die am schlechtesten durchblutet werden. So können sich z.B. bei Gicht Harnsäurekristalle an den Fingergelenken ablagern. Da die Gelenke nicht so stark durchblutet werden, sind sie besonders gute Lagerstätten für diese schmerzhaften Kristalle.

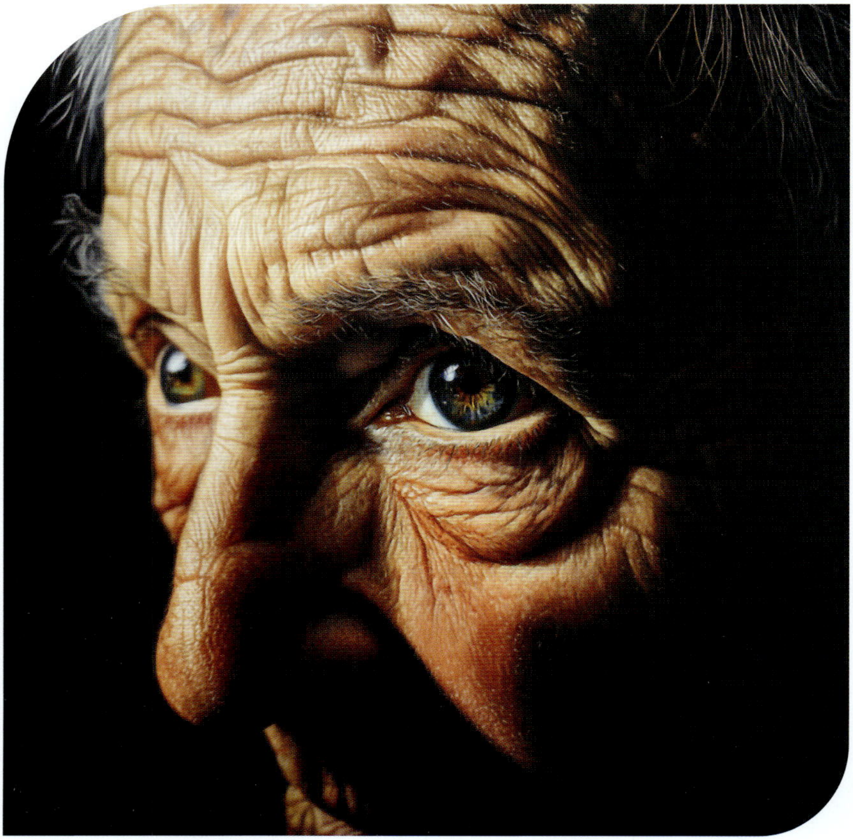

Abb. 11
Alter bedeutet nicht gleichzeitig den Verlust der Sehkraft. Lebenshaltung und Ernährung sind maßgeblich für die Augengesundheit mit verantwortlich.

Jetzt können Sie auch die Entstehung der *Makuladegeneration* aus naturheilkundlicher Sicht verstehen. Nachfolgend eine kurze Zusammenfassung.

Eine tägliche Gabe von ASS 100 belegt etwa 25 % der Ausleitungskraft der Nieren. Natto Kinase ist eine gute und nebenwirkungsfreie Alternative zu ASS.

Die Makuladegeneration als Stoffwechselstörung

Im Körper haben sich tierische Eiweiße abgelagert, die zu örtlichen Durchblutungsstörungen mit den damit verbundenen Stoffwechselproblemen führen. Da auch die Netzhaut jetzt schlechter durchblutet wird, können hier Eiweiße in Kontakt mit Säure zu Drusen ausfällen. Diese Drusen behindern zusätzlich immer mehr die Versorgung der Netzhaut mit Nährstoffen und die Entsorgung verbrauchter Stoffwechselprodukte. In der Folge degenerieren die Sehzellen.

Grundsätzliches zur Vermeidung und Heilung von MD

Sie erinnern sich an die obige Formel:

Drusen - Essigsäure - Eiweiße = 0

Keine konfluierenden Drusen bedeutet keine *Makuladegeneration.*

Darin besteht auch die Lösung des Problems aus naturheilkundlicher Sicht: Meiden Sie tierische Eiweiße und Säuren. Dann kann der Körper die abgelagerten Stoffe wieder abtransportieren, und die Zellen können sich regenerieren.

Woher stammen die Säuren? Aus der sauren Lebensweise. Was ist die Lösung gegen eine saure Lebensweise? Eine basische Lebensweise!

Meiden Sie tierische Eiweiße und Säuren. Dann kann der Körper die abgelagerten Stoffe wieder abtransportieren, und die Zellen können sich regenerieren.

Naturheilkundlicher Exkurs

Der Säuren-Basen-Haushalt des Körpers

Zum besseren Verständnis der grundlegenden Zusammenhänge folgt hier eine kurze Erläuterung des Säuren-Basen-Haushalts im Körper.

Was ist eine saure Lebensweise?

All das, was in Ihrem Körper Säure erzeugt, ist Teil der sauren Lebensweise.

Die größte Säuremenge führt sich der unwissende Mensch über die Ernährung, speziell über tierische Eiweiße zu. Jeder Lebensmittelchemiker kann Ihnen bestätigen, dass bei der Verdauung tierischer Eiweiße Säure entsteht. Viel Eiweiß zu essen bedeutet demnach, dass im Körper viel Säure produziert wird.

Jeder Deutsche nimmt im Durchschnitt täglich 120 g tierisches Eiweiß zu sich. Bereits 70 g tierisches Eiweiß erzeugen bei der Verdauung im Magen-Darm-Trakt ca. 80 mmol H^+-Ionen, also pure Säure. Die menschliche Niere ist allerdings nur für die Verarbeitung von maximal 70 mmol H^+-Ionen täglich ausgelegt. Damit überfordert die durchschnittliche Menge an tierischem Eiweiß, die wir täglich zu uns nehmen, bereits unsere Nieren. Die Nieren jedoch sind unser Hauptausleitungskanal. Können die Säuren nicht mehr über die Nieren ausgeleitet werden, muss sich der Körper verschiedener anderer Taktiken bedienen, um die schädlichen Wirkungen der Säuren zu lindern. Dazu kann der Körper Kalzium aus den Knochen abbauen, mit den daraus entstehenden schädlichen Folgen für die Gelenke und Osteoporose. Er kann aber auch mit entsprechend starken Ekzemen Säure über die Haut ausleiten.

Unsere moderne Lebensweise führt dem Körper zusätzlich noch weitere Säuren zu. Dazu zählen Kaffee, schwarzer Tee, alle Süßigkeiten sowie alle industriell gefertigten Nahrungsmittel. Und auch Hektik,

Unruhe, seelischer Kummer, Angst, also Stress jeder Art, kann kurzfristig zu großen Säuremengen im Körper führen.

Medikamente dürfen als Säurelieferanten nicht vergessen werden. Eine tägliche Gabe von ASS 100 erzeugt 20 mmol H^+-Ionen. Das bedeutet, dass bereits mit einer Tablette etwa 25 % der Ausleitungskraft der Nieren belegt sind. Weitere Medikamente wie Betablocker verschlechtern die Situation zusätzlich.

Die durchschnittliche Menge an tierischem Eiweiß, die wir täglich zu uns nehmen, überfordert bereits die Ausscheidungskraft unserer Nieren.

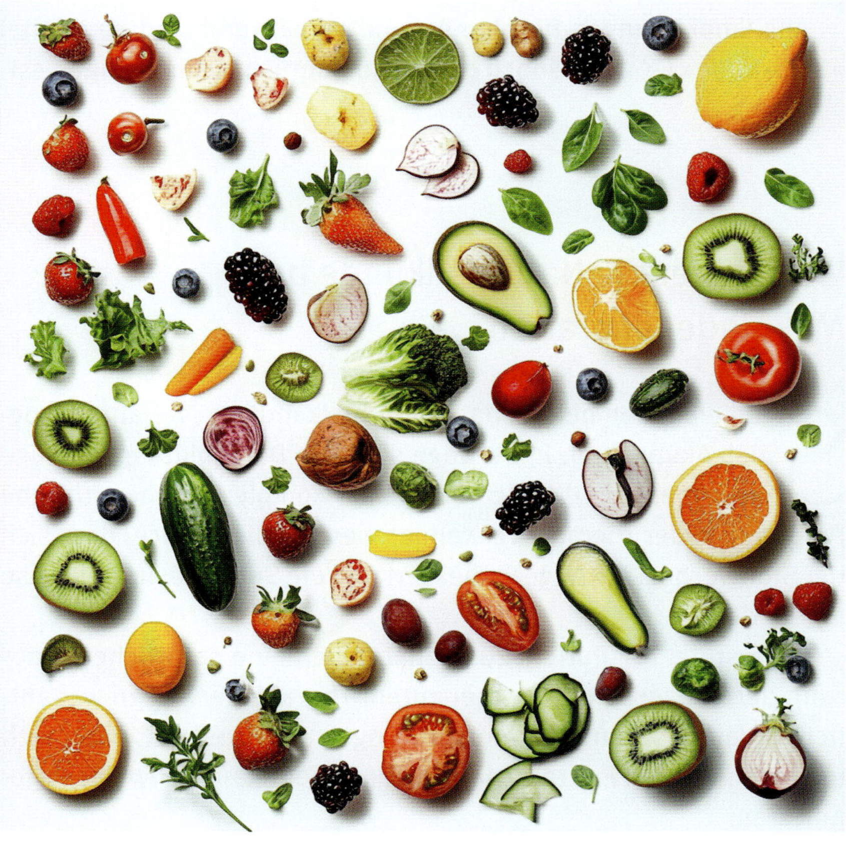

Abb. 12
Gute und gesunde Ernährung ist eine naturbelassene Ernährung!

Je früher der Patient eine naturheilkundliche Therapie begleitend zur Schulmedizin beginnt, desto größer sind seine Chancen auf Regeneration.

Wie sieht eine basische Lebensweise aus?

Zum Thema basische Lebensweise sind viele Bücher erhältlich. Hier möchte ich nur kurz die wichtigsten Hinweise geben, die auf den oben beschriebenen Fakten basieren. Streichen Sie Säurebildner wie tierische Eiweiße (Fleisch, Fisch, Milch, Eier und alle Produkte daraus) von Ihrem Speiseplan. Meiden Sie Zucker und industrielle Nahrungsmittel. Hände weg von industriellen Nahrungsmitteln wie Tiefkühlkost, Mikrowellenkost etc. Meiden Sie bis zur Wiederherstellung Ihrer Gesundheit Säuren wie Kaffee, schwarzen Tee und Süßigkeiten aller Art.

Meiden Sie auch möglichst allen seelischen Stress. Gelingt Ihnen dies nicht, sollten Sie sich eventuell professionelle Hilfe suchen. Essen Sie Obst und Gemüse in großen Mengen. Trinken Sie täglich frisch gepresste Frucht- und Gemüsesäfte.

Alle Empfehlungen für eine gesunde Ernährung sind im Kapitel »*Selbsthilfe*« (→ *S. 88*) noch einmal ausführlich zusammengefasst.

Was leistet die Naturheilkunde bei Makuladegeneration?

Studien haben belegt, dass naturheilkundliche Verfahren, speziell Akupunktur, in der Lage sind, die Durchblutung am Auge zu verbessern. Werden zusätzlich komplex-homöopathische Präparate in der Therapie verwendet, besteht die Chance, dass sich der Stoffwechsel am Auge verbessert und die Sehkraft sich teilweise regeneriert.

Unterstützt der Patient zusätzlich durch eine natürliche Ernährung den Prozess, kann es bei gutem Therapieverlauf zu wesentlichen Verbesserungen kommen. Sogar die Drusen können sich in einem solchen Fall reduzieren, der Patient kann teilweise regenerieren.

Je früher der betroffene Patient eine naturheilkundliche Therapie begleitend zur Schulmedizin beginnt, desto größer sind seine Chancen auf Regeneration. Aber auch in schweren Fällen lässt sich bei Mitarbeit des Patienten häufig der Stillstand der Erkrankung oder sogar eine Sehverbesserung bewirken.

Die wichtigsten Therapieverfahren der Naturheilkunde sowie Methoden zur Selbsthilfe werden in den Kapiteln »*Therapieverfahren*« (→ *S. 46*) und »*Selbsthilfe*« (→ *S. 88*) vorgestellt.

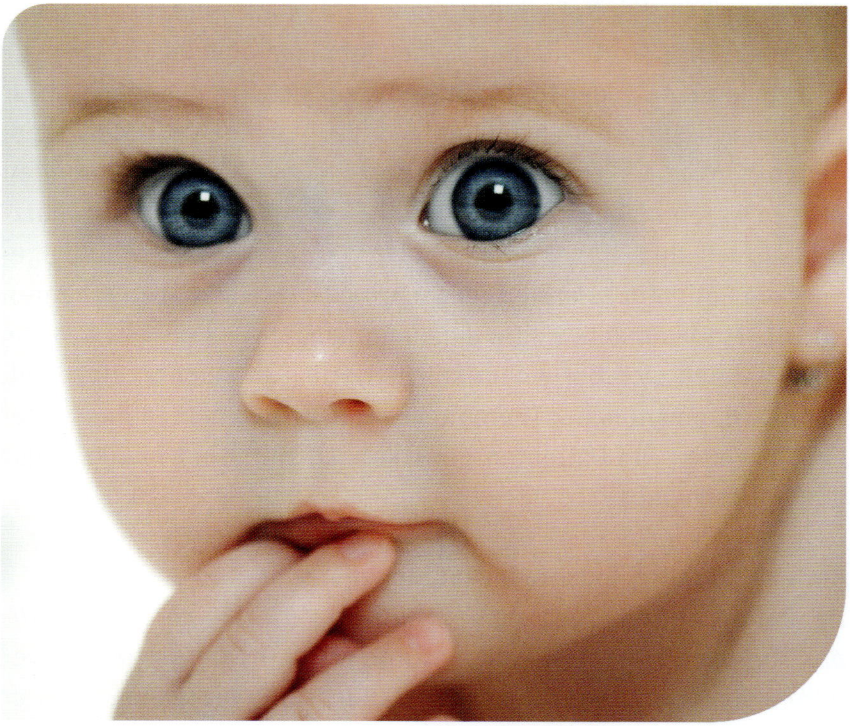

Abb. 13
Von frühester Kindheit an sind die Augen das Tor, durch das der Mensch seine Umwelt für sich erschließt. Sie sind somit das primäre Sinnesorgan.

Fallbeispiele

Die Naturheilkunde hat schon vielen Menschen mit Augenproblemen geholfen. Folgende kleine Auswahl von Fallbeispielen zeigt die Möglichkeiten richtig angewandter naturheilkundlicher Verfahren auf.

Patientin, 78 Jahre, trockene Makuladegeneration

Frau S. ließ sich wegen trockener *Makuladegeneration* naturheilkundlich behandeln. Ihr rechtes Auge war bereits im Endstadium, ihr linkes Auge hatte noch eine Sehkraft von 60 %. Sie wurde mit einer Kombination aus spezieller Akupunktur, Sauerstofftherapie und Komplex-Homöopathie behandelt.

Bereits nach einer Woche hatte sie 90 % Sehkraft auf dem linken Auge. Das rechte reagierte leider nicht. Die Dame war sehr vernünftig und beherzigte die empfohlene Diät. Zusätzlich führte sie ihrem Körper frische Gemüsesäfte in großen Mengen zu (siehe Saftrezepte im Kapitel »*Selbsthilfe*«) und nahm pünktlich die verordneten komplex-homöopathischen Medikamente ein.

Zwei Jahre nach der Therapie stellte sie sich ihrem Augenarzt zur Kontrolle vor. Ihr Augenarzt konnte keine Anzeichen der *Makuladegeneration* im linken Auge mehr feststellen. Die konfluierenden Drusen waren nicht mehr zu sehen. Der Kommentar des Augenarztes lautete: „Ihre Drusen sind weg." Er war zum Glück vernünftig genug, die Patientin zu ermutigen, sich weiter wie bisher zu ernähren und die Medikamente weiter einzunehmen.

Es handelt sich bei einem solchen Erfolg um keinen Einzelfall. Mit naturheilkundlicher Therapie können viele Patienten besser sehen. Arbeiten die Patienten gewissenhaft mit, sind häufig sogar große Erfolge möglich.

Patient, 42 Jahre, feuchte Makuladegeneration

Der Patient betrat 2005 aufgeregt eine Praxis für *Augen-Regenerations-Therapie*. Wie er berichtete, wurde er bei Theaterproben auf der Bühne vom Scheinwerferlicht dermaßen stark geblendet, dass er anschließend nicht mehr richtig lesen konnte. Er vermutete eine Netzhautblutung, wie sie in seiner Vorgeschichte bereits des öfteren aufgetreten war. Der Therapeut empfahl dem Patienten, sofort zum Augenarzt zu gehen und die Ursache der Sehverschlechterung abklären zu lassen.

Am nächsten Morgen rief der Patient besorgt an. Laut Aussagen des Augenarztes sei eine Laserung diesmal nicht möglich, da die Netzhautblutung zu nahe an der Makula liegen würde. In den Jahren zuvor wurde der Patient auf seinem schlechteren Auge bereits zweimal mit der Photodynamischen Therapie (PDT) erfolglos behandelt, die Augen verschlechterten sich weiter. Aufgrund dieser schlechten Erfahrungen mit der PDT riet der Augenarzt von einer weiteren solchen Behandlung ab. Er empfahl dem Patienten, in Rente zu gehen, da man nichts mehr für ihn tun könne. Die Erfahrungen der Naturheilkunde zeigen jedoch, dass Blutungen in vielen Fällen durch eine spezielle Stirnakupunktur und Homöopathie positiv beeinflusst werden können, wenn möglichst nahe am Zeitpunkt der Blutung therapiert wird.

Der Naturheilkunde-Therapeut empfahl dem Patienten eine vier Tage dauernde Kombitherapie aus Akupunktur, Lichttherapie, Magnetfeldtherapie und Homöopathie. Zu Beginn der naturheilkundlichen Therapie ergab eine Visusmessung auf dem betroffenen Auge eine Sehschärfe von 36 %. Das andere Auge war durch die jahrelange *Makuladegeneration* bereits auf eine Sehkraft von 10 % herabgesetzt.

Es wurden 20 Stirnakupunkturen an insgesamt vier Tagen durchgeführt. Zusätzlich erfolgten weitere naturheilkundliche Anwendungen wie Licht- und Magnetfeldtherapie. Als homöopathisches Notfallmedikament wurden dem Patienten ***Lachesis C 1000*** und ***Arnica C 200*** verordnet. Am Ende des vierten Behandlungstages ergab eine erneute Visusmessung eine Sehschärfe von nunmehr 56 % auf dem von der Netzhautblutung betroffenen Auge und 14 % auf dem anderen. Der Patient berichtete erleichtert, dass er wieder lesen kann. Ein halbes Jahr später stellte sich der Patient für eine von ihm gewünschte Therapieauffrischung von drei Tagen wieder in der Praxis vor. Der Visus beträgt jetzt 70 % auf dem besseren Auge und weiterhin 14 % auf dem anderen.

Patientin, 70 Jahre, trockene Makuladegeneration
Die Dame kam 2006 auf Empfehlung einer anderen Patientin in meine Praxis für *Augen-Regenerations-Therapie*. Das rechte Auge der Patientin war in ihrer Kindheit durch eine Prothese (Glasauge) ersetzt worden. Sie konnte also nur noch mit dem linken Auge sehen. Beim linken Auge wurden vom Klinikum Mannheim im Herbst 2003 eine *Makuladegeneration*, ein Normaldruck-Glaukom mit einer Optikus-Atrophie (Sehnervdegeneration) im fortgeschrittenen Stadium sowie eine exzessive Myopie diagnostiziert. Diese Diagnose wurde von den Städtischen Kliniken in Frankfurt bestätigt. Trotz voranschreitendem Sehverlust wurde keine Therapiemöglichkeit angeboten.

Die Patientin kam mit dem Wunsch in die Praxis, den Verlust der Sehkraft aufzuhalten. Der Sehtest in der Praxis ergab auf dem linken Auge eine Sehschärfe von 50 %, d.h. die Patientin las fünf Reihen auf der Untersuchungstafel. Aufgrund der Gesichts- und Zungendiagnostik verordnete der Therapeut der Patientin verschiedene Medikamente. Zusätzlich wurden während der Therapie homöopathische Injektionen verabreicht. Die Therapie bestand aus 25 Akupunkturen und 10 Sauerstoffbehandlungen. Einmal täglich wurden Medikamente für die Netzhaut in spezielle Akupunkturpunkte injiziert. Bereits nach vier Tagen konnte die Patientin große Schrift wieder ohne Lupe lesen. Die Abschlussuntersuchung am fünften Tag ergab eine Besserung der Sehkraft auf jetzt 65 %. Die Patientin las eineinhalb Reihen mehr auf der Untersuchungstafel.

Dann fuhr die Patientin nach Hause. Zu Beginn der Folgewoche rief sie aufgeregt in der Praxis an. Sie berichtete dem Therapeuten, dass sie auf der Heimfahrt als Beifahrerin die Autobahnschilder wieder lesen konnte, die sie vor der Therapie schon seit Jahren nicht mehr lesen konnte. Sie weinte vor Freude. Drei Wochen später meldete sie sich wieder in der Praxis. Sie kam gerade von ihrem behandelnden Augenarzt. Dieser hatte begeistert festgestellt, dass die

Patientin wieder eine Sehfähigkeit besaß wie vor sechs Jahren! Die Patientin ist überglücklich über diesen Erfolg.

Seit diesem Zeitpunkt hält die Dame eine strikte Diät ein und meldet sich in regelmäßigen Abständen zur Akupunktur und zur weiteren naturheilkundlichen Betreuung an. Die Sehkraft ist bis heute stabil. ⇠

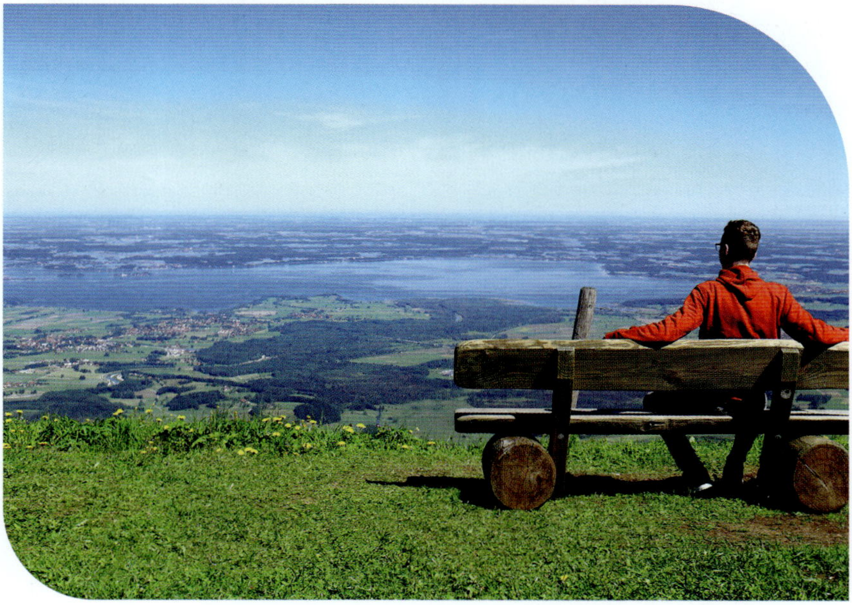

Abb. 14
Die Schönheit der äußerlichen Welt kann erst durch das Auge erfasst werden. Daher ist die Gesunderhaltung dieses Organs von besonderer Bedeutung.

Diabetische Retinopathie

Was ist eine Diabetische Retinopathie?

Diabetische Retinopathie ist ein Begleitsymptom des Diabetes (Zuckerkrankheit). Es handelt sich dabei um eine fortschreitende Schädigung der Netzhaut mit zunehmendem Sehverlust. Im schlimmsten Fall führt die *Diabetische Retinopathie* im Endstadium zur Erblindung. Sie ist in der westlichen Welt die häufigste Erblindungsursache in der Altersgruppe zwischen 20 und 65 Jahren.

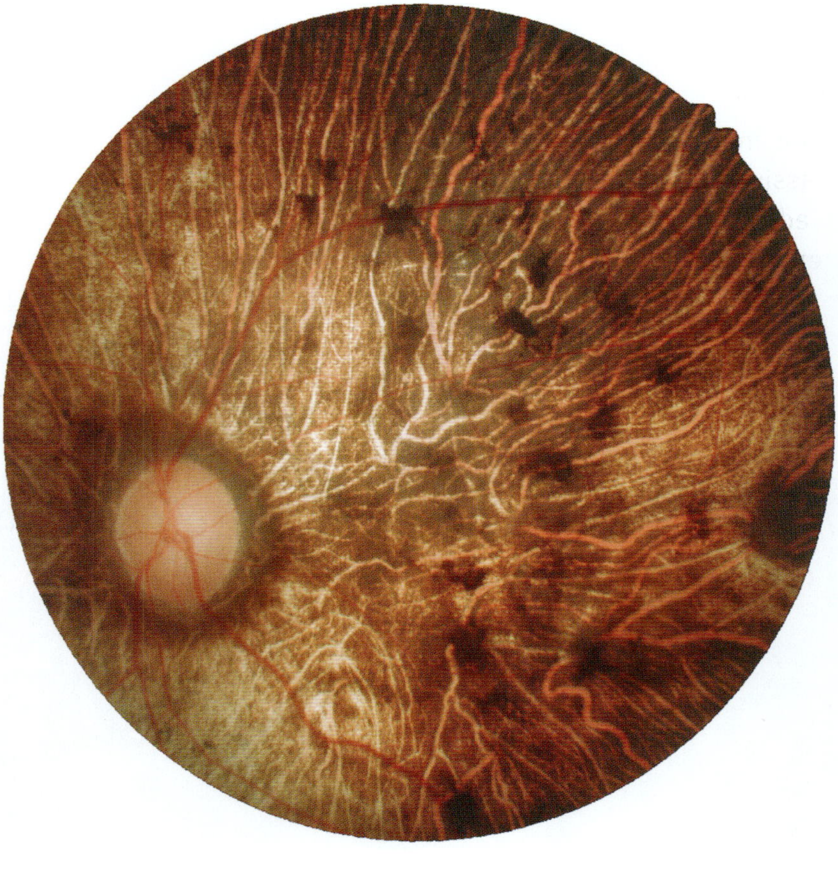

Abb. 15 Diabetische Retinopathie im fortgeschrittenen Stadium.

Ursache für die Zerstörung der Netzhaut sind durch den Diabetes verursachte Gefäßveränderungen in der Netzhaut. Die Gefäße werden brüchig und es können Flüssigkeit und Proteine (Eiweiße) aus den Gefäßen austreten. Durch Gefäßverschlüsse kann es zudem zu Netzhautblutungen und zu kleinen Infarkten in der Nervenfaserschicht kommen. Häufige Komplikationen sind Netzhautablösungen und Löcher in der Netzhaut, aber auch die Entwicklung eines Sekundär-Glaukoms (erhöhter Augen-Innnendruck in Folge der Zuckerkrankheit) sowie Makula-Ödeme.

Laut schulmedizinischer Fachliteratur kann die *Diabetische Retinopathie* an sich nicht medikamentös behandelt werden. Therapie der Wahl ist vor allem bei Blutungen und Gefäßneubildungen (Neovaskularisationen) eine Laserbehandlung. Diese kann oftmals sofort kleinere Blutungen stillen und Gefäße veröden. So gelingt es in vielen Fällen, den fortschreitenden Verlust der Sehkraft zu verlangsamen. Allerdings verursacht jede Laserung kleinere Schäden der Netzhaut, wobei Sehzellen zugrunde gehen. Im schlimmsten Fall kann in Folge einer Laserung sogar eine Netzhautablösung mit massiven Sehbeeinträchtigungen ausgelöst werden. Bei immer wiederkehrenden Glaskörperblutungen oder bei Netzhautablösungen besteht allerdings auch die Möglichkeit einer Operation (Vitrektomie) mit einer Gas- oder Silikon-Tamponade zur Stabilisierung der Netzhaut. Über Chancen und Risiken lassen Sie sich bitte von Ihrem Augenarzt oder Ihrer Augenklinik aufklären.

Durch Diabetes verursachte Gefäßveränderungen können schließlich zu einer Zerstörung der Netzhaut führen.
Folgende Regeln sollten bei *diabetischer Retinopathie* unbedingt eingehalten werden:

1. **Typ-I-Diabetiker** müssen ab 5 Jahren nach Krankheitsbeginn jährlich, ab 10 Jahren und in der Schwangerschaft oder Pubertät vierteljährlich augenärztlich untersucht werden, um Frühschäden zu erkennen und abzuwehren.

Die Diabetische Retinopathie verläuft anfangs für den Patienten unbemerkt.

2. **Typ-II-Diabetiker** müssen ebenfalls jährlich bzw. bei Zeichen einer Netzhaut-Veränderung vierteljährlich untersucht werden.

3. **Der Blutzucker** muss vom behandelnden Arzt bestmöglich eingestellt werden.

Wird der Blutzucker optimal eingestellt und erfolgt gegebenenfalls bei Kontrollen eine adäquate Lasertherapie, ist die Wahrscheinlichkeit eines schweren Sehverlusts geringer als 5 %!

Symptome bei Diabetischer Retinopathie

Die *Diabetische Retinopathie* verläuft anfangs für den Patienten unbemerkt. Leichte Sehstörungen werden vom Patienten häufig noch nicht ernst genommen, erst bei der empfohlenen Routineuntersuchung beim Augenarzt werden die Veränderungen festgestellt.

Im fortgeschrittenen Stadium der Erkrankung treten deutliche Sehstörungen auf, die sich allmählich verschlimmern. Glaskörperblutungen führen oft zu einer plötzlichen starken Seheinschränkung. Hat der Patient bereits Erfahrungen mit Netzhautblutungen, erkennt er diese häufig selbst. Eine sofortige Behandlung beim Augenarzt, z.B. mit Laserung, kann oftmals Schlimmeres verhindern.

Die Ursachen der Diabetischen Retinopathie aus naturheilkundlicher Sicht

Da *Diabetes Typ I* häufig von Entzündungen oder Infektionen in jungen Jahren herrührt, ist die Entstehung auf eine Schwächung der Bauchspeicheldrüse zurückzuführen. Dem kann an dieser Stelle nicht mehr hinzugefügt werden.

Anders sieht es beim *Diabetes Typ II* aus, dem so genannten Altersdiabetes. Dieser ist mit einfachen naturheilkundlichen Überlegungen schlüssig zu erklären.

Die offizielle Medizin nimmt an, dass es sich beim *Diabetes Typ II* um eine Entgleisung der Bauchspeicheldrüse handelt. Die Forschungen von *Dr. Georg Schnitzer*, *Dr. Norman Walker* und *Prof. Lothar Wendt* haben jedoch gezeigt, dass das offizielle Bild nicht stimmig ist. So hat *Dr. Georg Schnitzer* bei vielen Altersdiabetikern eine Heilung der Erkrankung durch Ernährungsumstellung erzielt.

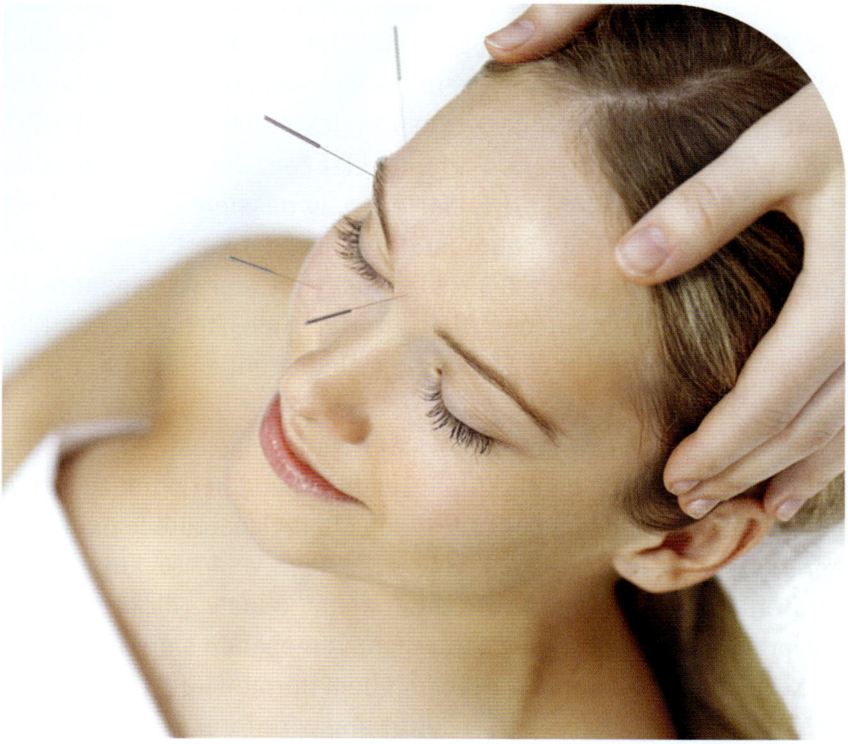

Abb. 16 Augenakupunktur ist ein wichtiges Element der naturheilkundlichen Therapie bei degenerativen Augenleiden.

Naturheilkundlicher Exkurs

Sollten Sie den Exkurs zur Entstehung von Durchblutungsstörungen ab Seite 26 ff. noch nicht gelesen haben, so ist es jetzt an der Zeit, dies nachzuholen. Denn wenn Sie wissen, wie Durchblutungsstörungen allgemein entstehen, ist es ein Leichtes für Sie, den folgenden Ausführungen zu folgen.

Wie entsteht Diabetes Typ II?

Tierische Eiweiße werden in den Endbereichen der Arterien für Notzeiten gelagert. Säuren (aus der Nahrung, Stress etc.) führen zu zusätzlichen Gefäßverengungen. Mit der Zeit werden die Arterienwände dicker und unflexibler.

Blut ist das Transportmittel für alle Stoffwechselprodukte einschließlich Zucker und Vitaminen. Soll Zucker zu den Zellen transportiert werden, muss das Blut mit seinen Nährstoffen die Endarterien passieren, um zu den zu versorgenden Zellen zu gelangen. Dieser Weg wird jedoch immer beschwerlicher, je dicker die Arterienwände durch Ablagerungen werden. Irgendwann ist die Arterienwand so verdickt, dass die größten Moleküle im Körper – die Zuckermoleküle – nicht mehr hindurchgelangen. Die Zuckermoleküle haben Schwierigkeiten, die Endarterien zu passieren. Somit bleibt der Zucker im Blut – im Labor ist der Blutzuckerwert dann erhöht, und es wird ein *Diabetes Typ II* diagnostiziert, der so genannte Altersdiabetes, den in unserer überfütterten Gesellschaft schon Kinder entwickeln, weil ihre Eltern die grundlegenden Ernährungsregeln sträflich verletzen.

Die Entwicklung verläuft am Anfang ganz langsam, so dass der Patient nichts davon bemerkt. Die Zellen leiden aber unter zu wenig Zucker und geraten allmählich in einen Mangelzustand. In der Leber befindet sich allerdings noch eine stille Reserve an Zucker, die die Leber für Notzeiten lagert. Die Leber kennt keine verdickten Arterienwände, da diese von der Natur nicht vorgesehen sind. Die Zellen im Körper signalisieren der Leber mit dem Hormon Renin ihren Mangelzustand. Die Leber reagiert sofort und wirft ihre eisernen Reserven ins Blut. Da dieser Zucker ebenfalls nicht zu den Zellen gelangt, erhöht sich jetzt sprungartig der Gehalt an Blutzucker. Daher kann innerhalb weniger Tage der Blutzuckerspiegel von 120 mm/dl auf 160 mm/dl und mehr steigen.

Eine weitere Ursache für *Diabetes Typ II* kann Kortison sein, da Kortison der Gegenspieler des Insulins ist. Durch Kortison wird die Wirkung des Insulins aufgehoben, so dass der Zucker nicht in die Zelle geschleust werden kann. Auch in diesem Falle wird wie oben beschrieben der Blutzuckerspiegel erhöht, und der Patient kann in manchen Fällen zum Diabetiker werden.

Können die Zuckermoleküle aufgrund von Gefäßverengungen nicht mehr bis in die Zellen gelangen, bleiben sie im Blut – der Blutzuckerspiegel steigt und es wird *Diabetes Typ II* diagnostiziert.

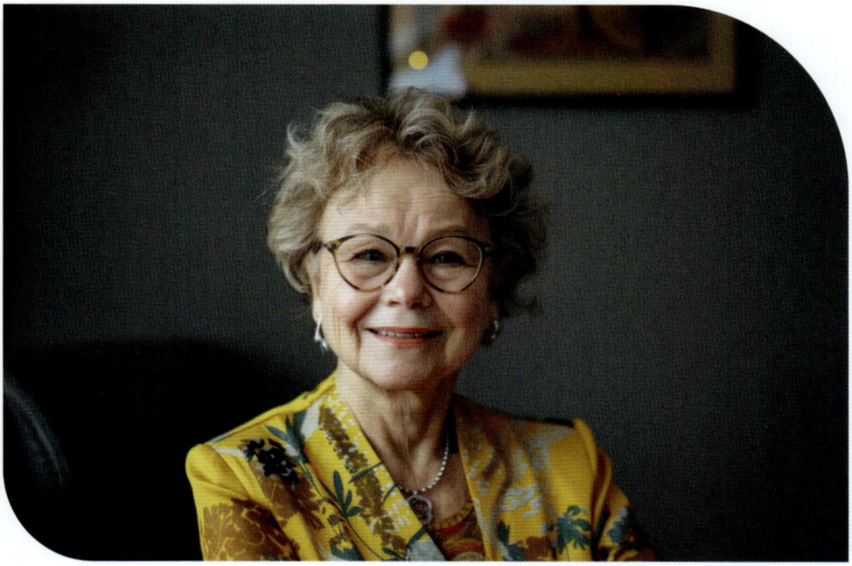

Abb. 17
Das Auge altert mit und zeigt uns in seinem Krankheitsbild, welche Gewohnheiten oder Faktoren wir im Alltag verändern müssen.

Akupunktur, Homöopathie und gesunde Ernährung können den Stoffwechsel verbessern.

Was leistet die Naturheilkunde bei Diabetischer Retinopathie?

Studien haben belegt, dass naturheilkundliche Verfahren, speziell Akupunktur, in der Lage sind, die Durchblutung am Auge zu verbessern. Werden zusätzlich komplex-homöopathische Präparate in der Therapie verwendet, besteht die Chance, dass sich der Stoffwechsel am Auge verbessert, Netzhautblutungen reduziert werden und die Sehkraft sich teilweise regeneriert. Unterstützt der Patient diesen Prozess durch eine natürliche Ernährung, kann es bei gutem Therapieverlauf zu wesentlichen Verbesserungen kommen. Speziell bei *Diabetes Typ II* bessern sich meist die Blutzuckerwerte, die Gefäße werden stabiler und es kommt zu weniger Blutungen sowie Mikroinfarkten der Netzhaut.

Je früher der betroffene Patient eine naturheilkundliche Therapie begleitend zur Schulmedizin beginnt, desto größer sind seine Chancen auf Regeneration. Aber auch in schweren Fällen lassen sich bei Mitarbeit des Patienten häufig ein Stillstand der Erkrankung oder sogar eine Sehverbesserung erzielen, unabhängig davon, ob ein *Diabetes* vom *Typ I* oder *Typ II* vorliegt.

Die wichtigsten Therapieverfahren der Naturheilkunde sowie Methoden zur Selbsthilfe werden in den beiden Schlusskapiteln dieses Buches vorgestellt.

Fallbeispiel

Patientin, 69 Jahre, Diabetische Retinopathie

Frau K. aus Österreich meldete sich im Oktober 2005 zur *Augen-Regenerations-Therapie* an. Sie litt seit mehr als zehn Jahren an dem so genannten Alters-Diabetes, der zu einer Diabetischen Retinopathie führte. Ihr linkes Auge hatte bereits infolge mehrfacher Netzhautblutungen seine komplette Sehkraft verloren, das rechte Auge hatte nur noch 48 % Sehkraft. Lesen war so anstrengend, dass die Dame inzwischen eine Lupe benutzte, um die Augen nicht weiter zu belasten. Der Blutzucker war zu Therapiebeginn enorm erhöht und lag schwankend zwischen 250 bis 300 mg/dl.

Wegen der diabetischen Retinopathie wurde die *Augen-Regenerations-Therapie* intensiv durchgeführt, mit 25 Akupunkturen und 10 Sauerstoffbehandlungen. Der Therapeut setzte die Dame sofort auf Diät und gab ihr ***Regenaplex Nr. 33 za***, um den Blutzucker zu senken. Zusätzlich wurden in das erste Daumengelenk Akupunkturnadeln für die Bauchspeicheldrüse gesetzt. Innerhalb von zwei Tagen lag der Blutzucker bei 160 mg/dl. Am Ende der Therapie hatte die Patientin auf dem rechten Auge bereits wieder 65 % Sehkraft.

Die Dame behielt die in diesem Buch beschriebene Diät bis heute bei. Die vom *ART*-Therapeuten ausgearbeiteten komplexhomöopathischen Medikamente zur Behandlung des Diabetes Typ II und der diabetischen Retinopathie nahm sie noch fast zwei Jahre ein.

Heute braucht die Dame keine ***Antidiabetika*** mehr. Ihr Blutzucker liegt im Normalbereich, das rechte Auge ist bis heute stabil. Dieser große Therapie-Erfolg war der intensiven Mitarbeit der Patientin zu verdanken. Ihre eiserne Konsequenz hat die Therapie dabei unterstützt, ihr Augenlicht zu retten. In allen Fällen ist der Heilungsprozess von der selbstverantwortlichen Mitarbeit der Patienten abhängig. ⇠

Therapieverfahren der Naturheilkunde bei Makuladegeneration und Diabetischer Retinopathie

Das wichtigste Verfahren zur schnellstmöglichen Verbesserung der Durchblutung bei *Makuladegeneration* und *diabetischer Retinopathie* ist Augenakupunktur in Verbindung mit naturheilkundlichen Medikamenten (Komplexhomöopathie speziell für die Augen). Unterstützt der Patient die Bemühungen des Therapeuten im Kampf gegen die Krankheit durch eine gesunde Lebensführung, ist in vielen Fällen ein guter Erfolg zu erzielen. Wichtig ist, dass sich der Patient ständig daran erinnert, dass auch er seinen Beitrag zur Therapie leisten muss. Dann sollte dem Erfolg nichts mehr im Wege stehen.

Augenakupunktur

Die Akupunktur ist ein rein energetisches Behandlungsverfahren, welches in der Lage ist, gestörte — aber noch nicht zerstörte — Funktionskreise der Netzhaut zu verbessern. Für die verschiedenen Varianten der Makuladegeneration wurden spezielle Akupunkturrezepte entwickelt. In einer Doppelblindstudie konnte bewiesen werden, dass durch die Akupunkturstimulation die Zentralarterie des Auges besser durchblutet wird. Hiermit wäre nun auch in der Augenheilkunde nach wissenschaftlichen Kriterien die Wirksamkeit einer Akupunktur bewiesen.“ (Dr. med. Reinhard Küstermann aus „Naturarzt Nr. 10“, Okt. 2004).

Die Augenakupunktur ist heute Hauptbestandteil der naturheilkundlichen Therapie bei allen degenerativen Augenkrankheiten wie *Makuladegeneration, diabetischer Retinopathie* etc.

Dabei haben sich verschiedene Verfahren durchgesetzt. Bekannt geworden sind das Verfahren nach *Boel* sowie die Schädelakupunktur nach *Yamamoto* sowie die vom Autor entwickelte *Augen-Regenerations-Therapie*, die auf einer speziellen Kombination verschiedener Akupunkturverfahren wie Stirnakupunktur, Akupunktur 2000, Schädelakupunktur nach *Yamamoto*, Ohrakupunktur und Traditioneller Chinesischer Medizin (TCM) beruht. Abgerundet wird dieses Verfahren durch weitere naturheilkundliche Methoden, die weiter unten beschrieben werden.

Gerade Stirn und Schädel haben sich als ein Bereich herausgestellt, der direkten Bezug zu den Steuerungsmechanismen am Auge zu haben scheint. Wir vermuten, dass die Stirn für viele Prozesse, die mit dem Gehirn verbunden sind, eine Art Reflexzone darstellt. Dazu zählen auch alle Sinnesleistungen. *Yamamoto* hatte schon vor Jahren Teile des Schädels erforscht und ein Therapiesystem entwickelt, in dem auch Punkte für die Augen integriert sind.

In der chinesischen Medizin (TCM) findet sich vor allem im Bereich der Augen eine ganze Anzahl von Akupunkturpunkten, die positiv auf Augenerkrankungen wirken können. Diese Augenpunkte können vom Patienten regelmäßig selbst stimuliert werden (Akupressur), wobei betont werden muss, dass eine Akupunktur mit Nadeln gezielter und somit stärker wirkt. Die Nadelakupunktur kann und darf nur von einem geschulten Behandler ausgeführt werden.

Wird *ausschließlich Akupunktur* angewendet, muss diese bei vielen Patienten in regelmäßigen Abständen wiederholt werden, um die Wirkung aufrechtzuerhalten. Mögliche Faktoren dafür sind das voranschreitende Alter mit zunehmender Stoffwechselproblematik durch Fehlernährung, Umweltbelastungen, belastende Medikamente und das psychische Umfeld. Abhängig von diesen Faktoren können die zeitlichen Abstände von wenigen Monaten bis hin zu vielen Jahren variieren.

Wird die Akupunktur *mit komplexhomöopathischen Präparaten* und Diät ergänzt, hält die Wirkung erfahrungsgemäß länger an, als wenn nur akupunktiert würde. Daher ist es für Patienten wichtig, sich einen Therapeuten zu suchen, der die Kombination von Akupunktur, Komplexhomöopathie und anderen Naturheilverfahren beherrscht. In der richtigen Kombination *in Verbindung mit einer engagierten Mitarbeit des Patienten* können oftmals Sehverbesserungen erzielt werden, die wirklich erstaunlich sind.

Nach neuesten amerikanischen Studien muss mindestens zweimal täglich akupunktiert werden, um eine nachhaltige Wirkung zu erzielen. Die Erfahrung in meiner Praxis zeigt, dass die Wirkung tatsächlich mit der Anzahl der täglichen Akupunkturen steigt, so dass ich Patienten mitunter sogar bis zu fünf Mal täglich akupunktiere. Der Erfolg bestätigt die Notwendigkeit einer solchen massiven Therapie.

Augenakupunktur ist heute Hauptbestandteil der naturheilkundlichen Therapie bei allen degenerativen Augenkrankheiten.

Zusätzliche Maßnahmen

Um die Erfolge der Akupunktur aufrechtzuerhalten, ist es notwendig, den Patienten mit naturheilkundlichen Medikamenten und anderen Maßnahmen zu unterstützen, die direkten Einfluss auf den Stoffwechsel oder die Psyche haben. Diese Maßnahmen müssen in einer gründlichen Anamnese von einem in der Naturheilkunde erfahrenen Therapeuten individuell ausgearbeitet werden.

Von einer Selbstmedikation ist dringend abzuraten, da dadurch oftmals Schädigungen auftreten. So erlebte ich einmal in einem Jahr vier Patienten, die bei feuchter *Makuladegeneration* massive Netzhautblutungen mit großen Sehverlusten hatten, nachdem sie von sich aus Ginkgo-Produkte zu sich nahmen, um die Durchblutung des Kopfbereichs zu verbessern.

Als Betroffener können Sie jedoch bedenkenlos die in diesem Kapitel aufgeführten Schüßler-Salze einnehmen. Informationen zur Einnahme und Dosierung dieser biochemischen Mittel finden Sie auch bei den Selbsthilfemaßnahmen im Schlusskapitel.

Zusätzlich können Sie den Stoffwechsel durch Atemtherapie anregen. Atemtherapie kann zwar die Augen nicht heilen, jedoch kann sie eine unschätzbare Hilfe darstellen, die Sehkraft zu erhalten. Machen Sie täglich mehrfach zur Unterstützung der Akupunkturtherapie Atemübungen (→ Abschnitt »*Atemtherapie*«). Diese Übungen verbessern sofort nachweisbar den Sauerstoffgehalt im Blut und unterstützen damit die Aufrechterhaltung aller Zellfunktionen.

Auch einfache Augenübungen (→ Kapitel »*Selbsthilfemaßnahmen*« S. 88) sind wichtig, um das Augenlicht zu erhalten.

Je engagierter Sie sind, desto größer ist Ihre Chance, Ihr Augenlicht zu erhalten. Tun Sie sich also selbst etwas Gutes und machen Sie die beschriebenen Übungen. Stellen Sie Ihre Ernährung um, nehmen Sie die biochemischen Mittel ein, suchen Sie sich einen Spezialisten für Augenakupunktur, der auch Erfahrung mit naturheilkundlichen Medikamenten sowie weiteren naturheilkundlichen Therapien hat, und Ihre Aussichten auf Erhaltung oder gar Verbesserung des Augenlichtes werden sich erhöhen.

Zusätzliche Medikamente können den Erfolg der Akupunktur unterstützen. Diese sollten Sie aber immer von einem erfahrenen Naturheilkunde- oder ART-Therapeuten ausarbeiten lassen, damit Ihnen negative Erfahrungen erspart bleiben.

Der Faktor Psyche

Liegen zusätzlich psychische Belastungen vor, ist eine aufdeckende Hypnosetherapie für den Erhalt des Augenlichtes wertvoll. Wir haben oftmals beobachtet, dass Patienten mit *Makuladegeneration* in Krisensituationen beschleunigt das Augenlicht verlieren. Eheprobleme, Trennungen, Todesfälle, Finanzsorgen aber auch Probleme am Arbeitsplatz haben einen großen Einfluss auf das Sehen.

Manche Forscher behaupten, dass mindestens 70 % des Gehirns mit dem Sehen und dem Verarbeiten und Reagieren auf Seheindrücke beschäftigt sind. Sie können sich vorstellen, wie diese Prozesse durch psychischen Stress beeinflusst werden. Oftmals berichteten Patienten, dass sich ihr Sehvermögen wieder stabilisiert oder manchmal sogar verbessert hat, nachdem Sie sich den Problemen gestellt und diese gelöst hatten. In diesem Bereich kommen gerade der Hypnosetherapie und der Psychotherapie große Bedeutung zu. Natürlich können ebenso andere therapeutische Methoden wie die Psychoanalyse unbewusste Einflüsse aufdecken.

Folgendes Erlebnis einer Patientin verdeutlicht die Macht der Psyche und zeigt, wie groß ihr Einfluss auf die Prozesse im Auge sein kann. Für Patienten mit massiven psychischen Belastungen empfehlen wir daher gerne eine begleitende Hypnosetherapie durch einen Fachmann. In manch einem Fall kann dies die ersehnte Linderung der Krankheit bewirken.

Fallbeispiel

Patientin, 83 Jahre, feuchte Makuladegeneration
Frau L. litt zum Zeitpunkt der Therapie im Jahre 2004 an fortgeschrittener feuchter *Makuladegeneration*. Akupunktur in Verbindung mit Naturheilpräparaten stabilisierte ihren Zustand. Sie sah jedoch weiterhin extrem starke Wellenlinien. Irgendwann vertraute sie ihrem Therapeuten ihre Eheprobleme an. In den 50 Jahren ihrer Ehe fühlte sie sich von ihrem Ehemann häufig erniedrigt und regelrecht psychisch misshandelt. Sie weinte bitterlich. An diesem Abend geschah ein Wunder. Die Wellenlinien bildeten sich spontan zurück. Am nächsten Morgen rief die Dame ihren Therapeuten an, um ihm mitzuteilen, dass sich die Wellenlinien fast vollständig zurückgebildet hatten. Der Therapeut empfahl der Patientin, zu ihrem Augenarzt zu gehen. Die Patientin kam dieser Bitte gerne nach. Der Augenarzt bestätigte ihr, dass ihre *Makuladegeneration* nunmehr in das trockene Stadium übergegangen sei. Bis heute ist dieser Zustand stabil.

Atemtherapie

Gute Atemgewohnheiten sind überaus wichtige Komponenten von Gesundheit, Entspannung und Langlebigkeit. Nur wenige Menschen achten jedoch bewusst auf ihre Atmung. Die meisten Menschen atmen schlecht, das heißt, sie machen flache Atemzüge, ohne ihre Lungen voll zu beanspruchen. Mit zunehmendem Alter leiden die Menschen dann unter Kurzatmigkeit. Dies ist ein Vorbote für schlechte Gesundheit, Schwäche und Degeneration.

Die richtige Atmung ist eine der wirksamsten Methoden, um den gesundheitlichen Zustand zu verbessern und den mit dem Altern verbundenen Verfall zu mildern. Die Erfahrung in der naturheilkundlichen Praxis zeigt vielfältige wohltuende Wirkungen der richtigen Atemweise auf Gefäße und innere Organe, aber auch auf die Sehfähigkeit. Die richtige Atmung hilft, vieles Schädliche aus dem Körper

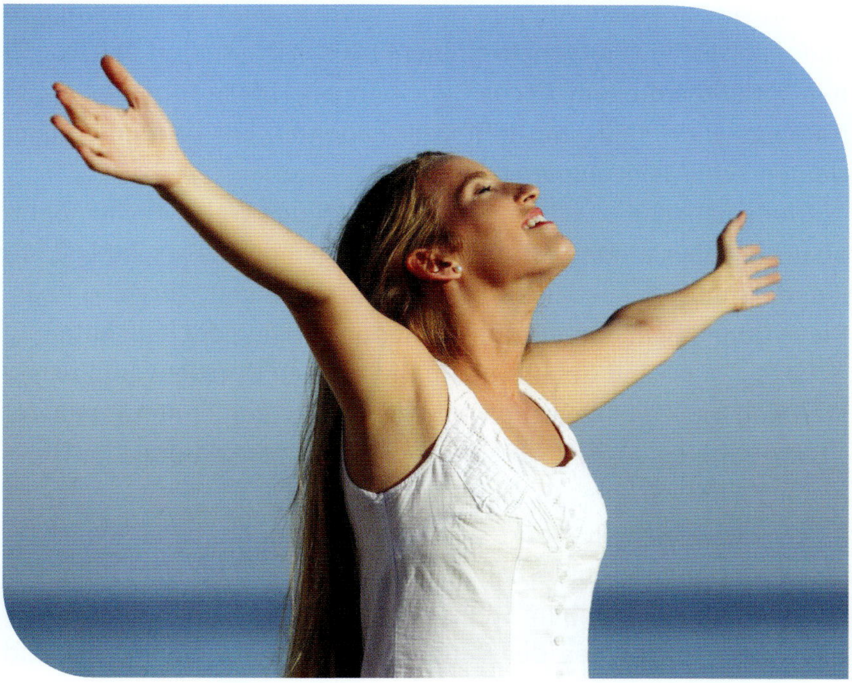

Abb. 18
In der östlichen Philosophie steht Atem (Prana) für Lebenskraft und Lebensfreude. Richtiges Atmen will gelernt sein.

über die Lunge auszuscheiden. Wegen der vielen täglichen Atemzüge sagt man, dass die Lungen bis zu 70 % schädlicher Stoffe aus dem Körper ausscheiden, der Darm 20 % und die Haut 10 %. Sie erkennen daraus, wie wichtig die richtige Atmung ist.

Aus diesem Grunde empfehle ich jedem Patienten mit gesundheitlichen Problemen, gleich welcher Art, dringend ein sanftes Atemtraining, um die Atemgewohnheiten langsam zu verändern. Die Technik ist einfach zu erlernen, es bedarf aber einer Zeit der täglichen Praxis, bis sich die neue Atemgewohnheit durchsetzt und sich auf den Körper gesundheitsfördernd auswirken kann. Doch schon bald spüren Patienten innere Ruhe und Entspannung. Anstelle von Angst, Hektik und Stress entwickelt sich eine zunehmende Harmonie, die das gesamte psychosomatische System des Übenden transformiert.

Die taoistische Bauchatmung

Es gibt verschiedene Atemtrainingssysteme, die erheblich voneinander abweichen können. In meiner Praxis in Düsseldorf übe ich mit den Patienten die taoistische Bauchatmung. Diese Form des Atemtrainings wirkt sanft und hilft dem Patienten bei kontinuierlicher Übung, sein Atemvolumen langsam zu steigern.

Die taoistische Bauchatmung ist der Art und Weise nachempfunden, wie Babys atmen. Wenn sich die Lungen des Babys mit Luft füllen, dehnen sich alle inneren Organe, Gewebe und Blutgefäße aus. Diese Dehnung erklärt auch die heilende Wirkung der Bauchatmung auf das Organ- und Gefäßsystem. Die inneren Organe werden massiert und das Organgewebe wird entgiftet. In den ersten Tagen der Übung kann es deshalb zu starken Reinigungsreaktionen im Organismus kommen, wie z.B. Durchfall.

Der Bauchraum erstreckt sich vom Unterbauch (beim Erwachsenen eine Handbreit unterhalb des Bauchnabels) bis zum Solarplexus (der ersten weichen Stelle unterhalb des Brustbeines). Zum Bauchbereich gehören der Darmbereich, Magen, Milz, Leber und auch die Nieren, d.h. alle Organe unterhalb der Zwerchfellmuskulatur. Rippen und Brustkorb gehören nicht zum Bauchraum!

Vielleicht haben Sie einen flachen, eingezogenen Bauch. Diese Haltung wird jedoch nur durch ständige Anspannung erreicht und kann den Körper dauerhaft schädigen. Die ständig gehaltene Anspannung kann die Bänder verkürzen, die an den inneren Organen befestigt sind und die inneren Organe zusammenpressen, wodurch die Blutzirkulation im Bauchraum beeinträchtigt wird. Über einen langen Zeitraum kann dies zu einer Schwächung der Organfunktionen mit Verdauungsproblemen, Geschwüren, Leistenbrüchen usw. führen.

Die taoistische Bauchatmung ist der Art und Weise nachempfunden, wie Babys atmen.

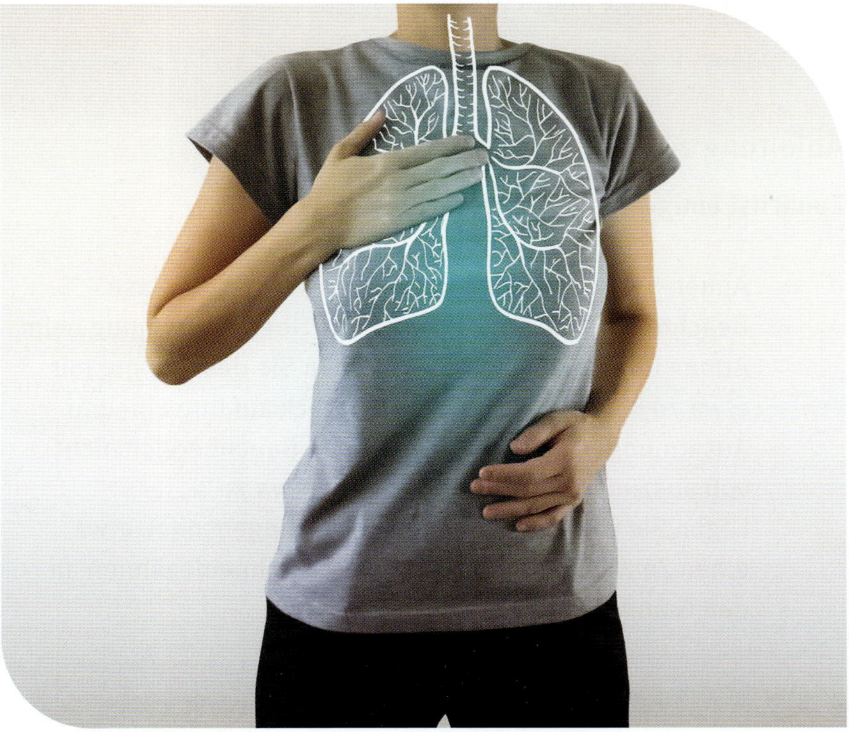

Abb. 19 Die Bauchatmung erfolgt von unten (Bauch) nach oben (Lunge). Sie ist die natürlichste Form der Atmung.

Gute Atmung ist wichtig für Gesundheit, Entspannung und Langlebigkeit.

Vorteilhafte Auswirkungen der Bauchatmung

Durch die folgende Atemtechnik der taoistischen Bauchatmung wird der Bauchraum entspannt, wodurch die Blutzirkulation zu den inneren Organen verbessert wird und das Nervensystem sich wieder entspannt.

Folgende Ziele werden durch die taoistische Atmung erreicht:

- → Toxische Abfallprodukte im Blut werden ausgeschieden.
- → Das Kohlendioxid wird zum großen Teil ausgeschieden.
- → Die Menge an Sauerstoff im Körper wird erhöht.
- → Das Nervensystem entspannt sich.
- → Die inneren Organe funktionieren besser.
- → Das Energieniveau im Körper wird erhöht.
- → Das Immunsystem wird gestärkt.
- → Die Leistungsfähigkeit nimmt zu.
- → Die geistige Klarheit nimmt zu.

Anleitung zur taoistischen Bauchatmung

Zunächst einige generelle Anweisungen:

- → Atmen Sie bei der folgenden Übung durch die Nase.
- → Beachten Sie die 70-%-Regel. Eine Überanstrengung beim Atmen führt zu Anspannung. Atmen Sie deshalb nur mit etwa 70 % Ihrer Kapazität im Hinblick auf Ihre Ein- und Ausatmung. Achten Sie darauf, den Bauchbereich nicht voll auszudehnen, sondern nur zu etwa 70 %.
- → Legen Sie während der Übung Ihre Zungenspitze etwa einen Zentimeter hinter den oberen Schneidezähnen an den Gaumen.

→ Atmen Sie langsam ohne Pause ein und aus, halten Sie den Atem nicht an!
→ Atmen Sie nicht in die Genitalien.

Sie können die folgende Übung im Liegen auf dem Rücken oder alternativ im Sitzen machen. Sollten Sie im Sitzen üben, dann achten Sie bitte darauf, mit gerader Wirbelsäule entspannt zu sitzen. Für den Anfang ist diese Atmung im Liegen jedoch einfacher zu erlernen.

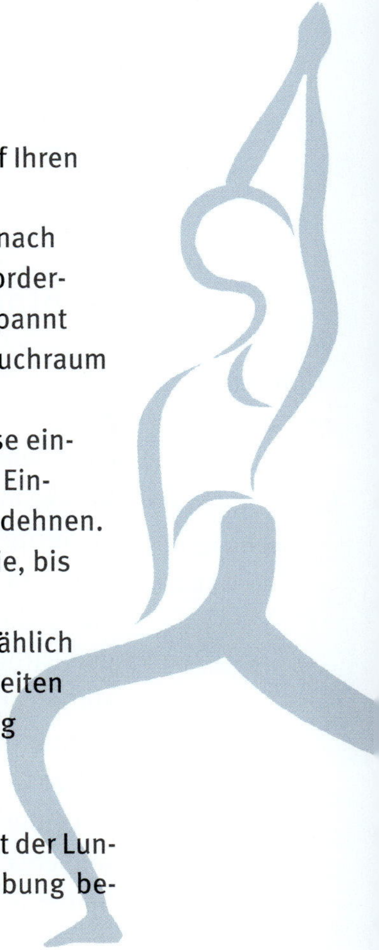

Durchführung der Übung:

1. Legen Sie eine Hand auf den Bauch, die andere auf Ihren Brustkorb.
2. Dehnen Sie beim Einatmen Ihren Bauchraum weit nach vorne aus, ohne den Brustkorb zu bewegen. Die Vorderseite der Brust sollte ruhig, unbeweglich und entspannt bleiben. Lassen Sie die Atmung direkt aus dem Bauchraum kommen.
3. Atmen Sie langsam und geräuschlos durch die Nase ein- und aus. Versuchen Sie mit der Zeit, die Dauer der Ein- und Ausatmung jeweils bis auf 15 Sekunden auszudehnen.
4. Beginnen Sie mit fünf Atemzügen und trainieren Sie, bis Sie 20 solcher Atemzüge hintereinander schaffen.
5. Gelingt Ihnen diese Übung, dann können Sie allmählich beim Üben den gesamten Bauchraum nach allen Seiten bis in den Rücken (Lendenwirbelsäule) gleichmäßig ausdehnen.

Lassen Sie sich Zeit: Es können je nach Alter und Flexibilität der Lungen mehrere Monate vergehen, bis Sie diese einfache Übung beherrschen.

Regelmäßige Praxis

Machen Sie diese Übung im Laufe des Tages so häufig wie möglich. Dann wird die tiefe, entspannte Atmung bald zu einer gesunden Gewohnheit. Bald werden Sie die Übung bei jeder Gelegenheit durchführen können, ob Sie in einem Bus oder im Café sitzen.

Wenn Sie mindestens drei Monate durchhalten, wird Ihnen diese Atmung zur Gewohnheit und schließlich sogar zu einem richtigen Bedürfnis. Sie werden diese Art zu atmen dann oftmals spontan einsetzen, ohne darüber nachzudenken. Der gesundheitliche Nutzen dieser Atemtechnik ist enorm. Sie werden in jeder Hinsicht gesünder und stabiler.

Denken Sie daran: Es geht nicht darum, neue Atemrekorde aufzustellen, sondern eine gesunde, entspannte Atemweise zu erlernen!

Farbtherapie

Farben und Zeichen wurden bereits in frühen Hochkulturen zur Heilung verwendet.

Bereits in den frühen Hochkulturen wurden Farben als natürliche Heilquelle genutzt. Kranke wurden in spezielle Farbgewänder gehüllt und mit hellen, lichten Farben bestrahlt. Der Kranke musste seine Ernährung der Krankheit anpassen. Das heißt, er durfte nur die Lebensmittel zu sich nehmen, die den entsprechenden Mangel beseitigten. Die Wirkung der Farbschwingungen half jedoch nicht nur bei körperlichen Krankheiten, vielmehr wurden Farben auch bei psychischen Missbefindlichkeiten wie Depressionen erfolgreich eingesetzt. Der Patient wurde ermutigt, über seine Krankheit nachzudenken und die eigentlichen Ursachen, wie negative Gedanken, auszumerzen.

Leider geriet die Farbtherapie mit der Zunahme des so genannten wissenschaftlichen Verstandes immer mehr in Vergessenheit. Selbst Goethe gelang es mit seiner Farbenlehre nicht, die Farbtherapie wieder gesellschaftsfähig zu machen.

Erst im letzten Jahrhundert wurde die medizinische und psychologische Wirkung der Farben von Außenseitern wie z.B. *Rudolf Stei-*

ner (Begründer der Anthroposophie) untersucht. Aber bis die Chromotherapie (Farbtherapie) auch in der Naturheilkunde ihren angemessenen Platz fand, vergingen noch Jahre.

Farbtherapie nach Dr. Möller

Der Arzt *Dr. Ernst Möller* widmete sich in seiner Forschung und Praxis der Wiederverbreitung der Farbheilkunde. Er nutzte die Wirkung der Farben zur Linderung und Heilung akuter und chronischer Erkrankungen sowie psychischer Missbefindlichkeiten. *Dr. Möller* entwickelte eine preiswerte Farbheillampe, mit der sich die Patienten jederzeit selbst bestrahlen konnten.

Heute verkaufen Medizingerätehersteller meist völlig überteuerte computergestützte Farblampen, die zwischen 2.000 € und 8.000 € kosten können. Die Firma *Biotron* richtet sich bei der Herstellung der Farbheillampen streng nach den Forderungen *Dr. Möllers*.

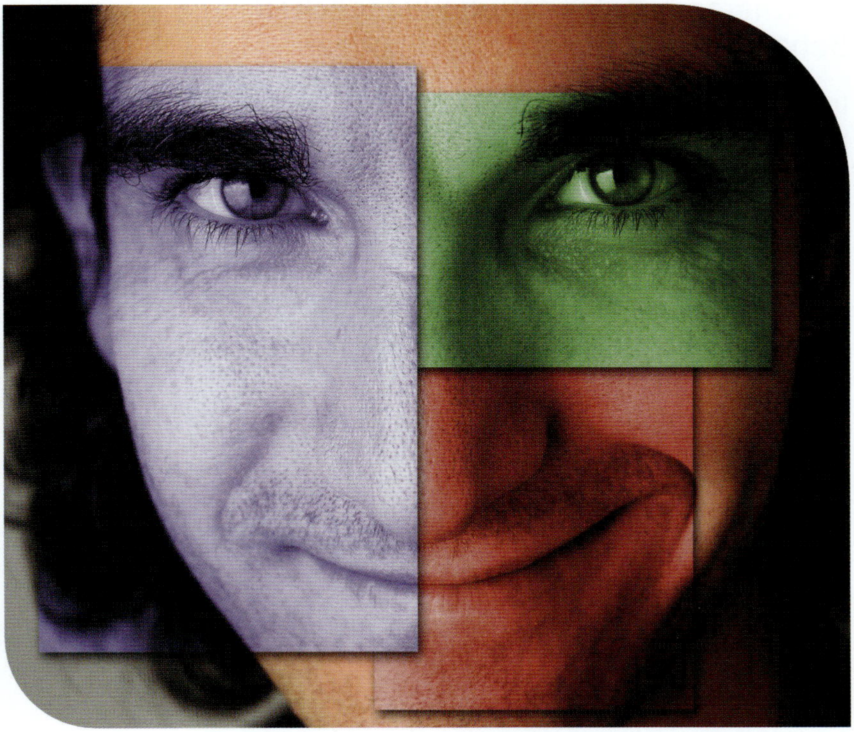

Abb. 20
Jede Farbe schwingt auf einer bestimmten Frequenz und kann so therapeutisch angewandt werden.

Achtung: Niemals direkt in die Lampe blicken!

Die Wahl der Farben hängt vom jeweiligen Bedarf ab. So bestrahlen manche Zahnärzte ihre Patienten vor Eingriffen intensiv mit blauem Licht. Die Erfahrung zeigt, dass die Behandlung dann weniger schmerzhaft ist und weniger Entzündungen oder Blutungen verursacht.

Es werden tonische (heiße, öffnende) und atonische (kalte, zusammenziehende) Farben unterschieden. Zu den tonischen Farben zählen Rot, Orange, Gelb. Diese Farben erweitern die Blutgefäße. Zu den atonischen gehören Blau, Indigo, Violett. Diese Farben ziehen Gefäße zusammen. Grün zählt zu den neutralen Farben.

Ist ein Organ entzündet oder geschwollen (heiß, tonisch), dann wird eine neutrale oder atonische Farbe eingesetzt. Ist ein Organ schwach durchblutet (kalt, atonisch), dann wird zur Behandlung eine tonische Farbe verwendet.

Farbtherapie in der naturheilkundlichen Behandlung von Augenerkrankungen

In der naturheilkundlichen Behandlung von Augenkrankheiten haben sich bei vielen Augenstörungen Farbbestrahlungen mit grün-gelbem Licht bewährt. Der Abstand zur Heillampe beträgt 40-60 cm. Es kommt nicht auf die Wärme der Lampe an, sondern auf die richtige Farbschwingung.

Bestrahlen Sie die Augen bei *Makuladegeneration* oder *diabetischer Retinopathie* mindestens zweimal täglich je 30 Minuten lang mit grün-gelbem Licht.

Anfangs sollten Sie die Augen bei der Bestrahlung unbedingt geschlossen halten. Später, wenn Sie an die Lampe gewöhnt sind, können Sie mit geöffneten Augen an der Heillampe vorbeischauen, wobei Sie den Blick um die Lampe herum kreisen lassen.

Ernährung

„Meide tierische Eiweiße und Säuren. Dann kann der Körper die abgelagerten Stoffe wieder abtransportieren, und die Zellen können sich regenerieren."

Aus Sicht der Naturheilkunde entstehen viele ernsthafte Augenerkrankungen auf der Grundlage von Organen, die in ihrer optimalen Funktion eingeschränkt sind. Diese Funktionsstörungen führen in der Folge zu Ablagerungen von Stoffwechselprodukten in verschiedenen Augenabschnitten. So ist heute fast jedem bekannt, dass sich die Augen gelb färben, wenn die Leber entzündet ist. Dieses besondere Beispiel zeigt, dass ein direkter Zusammenhang des Organs Leber mit den Augen bestehen muss.

Der Zusammenhang innerer Organe mit der Entstehung von Augenkrankheiten wird in der traditionellen chinesischen Medizin (TCM) besonders stark betont. So wird darauf hingewiesen, dass z.B. die *feuchte Makuladegeneration* auf der Grundlage einer Milz- und Nierenschwäche entstehen kann. Die *trockene Form der Makuladegeneration* kann aus Sicht der TCM auf der Grundlage einer Funktionsstörung der Organe Leber und Milz gedeihen.

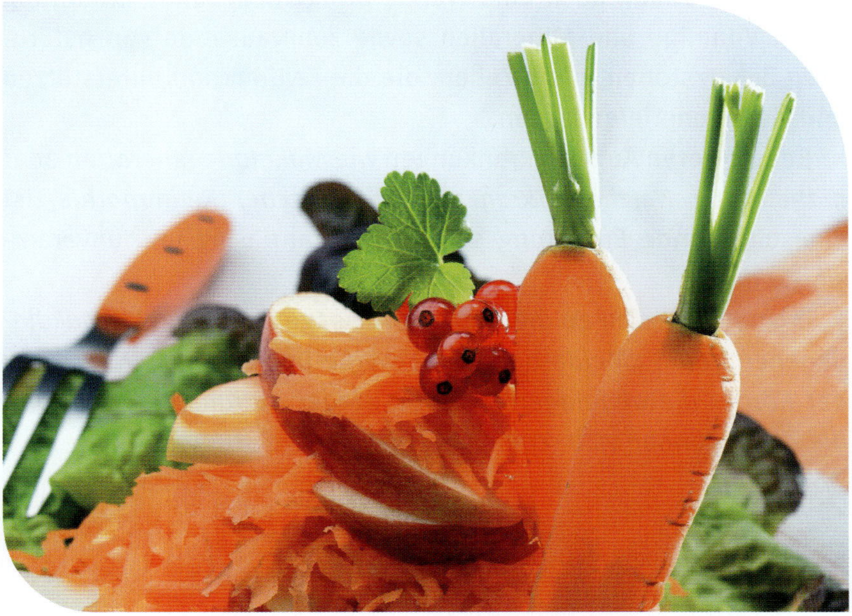

Abb. 21 Naturbelassene Nahrungsmittel sind ein Garant für ein gesundes und langes Leben.

Mit einer einfachen Ernährungsumstellung können Sie Ihre Gesundheit selbst in die Hand nehmen!

Die klassische Gesichts- und Zungendiagnostik hat in der Naturheilpraxis diese Funktionsstörungen bei verschiedenen Augenerkrankungen bestätigt. Hier ist es wichtig, dem Patienten die Zusammenhänge zwischen Organen und Augen klarzumachen und ihn zu einer gesunden Lebensweise zu ermutigen.

Eine gesunde Lebensweise erfordert auch eine gesunde Ernährung. Was wir essen, gelangt bis in das Innere unserer Zellen und beeinflusst die Zellfunktionen. Ungesunde Nahrung hat daher eine ungesunde Wirkung auf die Zellfunktionen und schädigt im Laufe der Jahre den Körper. In der Folge entwickeln sich degenerative Veränderungen wie Bluthochdruck oder Diabetes Typ II.

Regeln für eine gesunde Ernährung

Wie die falsche Ernährung zu den verschiedensten Störungen führt, habe ich ausführlich in den ersten Kapiteln dieses Buches dargelegt. Nun ist es wichtig, aus diesen naturheilkundlichen Erkenntnissen auch die richtigen Konsequenzen zu ziehen. Nur eine konsequente Einhaltung der natürlichen Ernährung kann selbst in schwersten Fällen noch eine Wende bringen. Gesunde Ernährung bringt Vitamine und Mineralien sowie zehntausende von natürlichen Zusatzstoffen in die Zellen, die die Zellfunktion unterstützen und sie regenerieren lassen.

Bei schweren Augenerkrankungen wie *Makuladegeneration* oder *diabetischer Netzhauterkrankung* (*diabetischer Retinopathie*) ist eine ungesunde Ernährung schlichtweg fahrlässig und unverantwortlich.

Erinnern Sie sich an die wichtige Aussage aus Kapitel »*Makuladegeneration*«: „*Meide tierische Eiweiße und Säuren. Dann kann der Körper die abgelagerten Stoffe wieder abtransportieren, und die Zellen können sich regenerieren.*“

Im Folgenden möchte ich Ihnen auf Grundlage dieser Erkenntnisse die wichtigsten Regeln für eine gesunde Ernährung nennen, welche unbedingt beachtet werden sollten.

1. Tierische Eiweiße meiden

→ Fleisch und alle Fleischprodukte (Wurst, Schinken, Pasteten etc.)
→ Fisch
→ Eier und Eierspeisen wie Kuchen, Eiernudeln etc.
→ Milch- und alle Milchprodukte einschließlich Käse, Joghurt, Quark

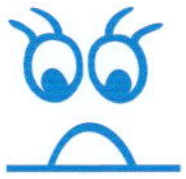

2. Industrielle Produkte meiden

→ alle Formen von Fastfood
→ Zucker und Zuckerersatzstoffe
→ Fertigprodukte
→ Tiefkühlkost
→ alle Omega-6-haltigen Öle wie Sonnenblumen-, Maiskeim- und Distelöl (fördern Entzündungen im Körper)
→ industrielle Getränke

3. Säurebildner und schlechte Gewohnheiten meiden

→ Kaffee
→ schwarzer und grüner Tee
→ Nikotin (wirkt gefäßverengend, gefährdet die Sauerstoffversorgung in den kleinsten Gefäßen des Körpers, führt zu Durchblutungsstörungen)
→ Alkohol (beeinträchtigt die Steuerung der Sehrinde im Gehirn)
→ Mikrowellenkost (Dunkelfeldmikroskopie zeigt nach Mikrowellenkost sofortige Verschlechterungen
→ des Blutes)
→ Unfrieden, Stress, Disharmonie

Bevor Sie jetzt murren, dass ja rein gar nichts mehr erlaubt ist, kommt hier die erfreuliche Liste der wertvollen Lebensmittel, die Sie gesunden lassen und die Ihr Leben verbessern können.

4. Liste der erlaubten Nahrungsmittel

→ Gemüse jeder Art, roh, gedünstet, als Suppe
→ Frisches Obst und frische Obstsäfte
→ Kartoffel-, Reis- und Nudelgerichte (keine Eiernudeln)
→ Getreide aller Art (Brot, Müsli)
→ Pilze
→ Hülsenfrüchte (Linsen, Bohnen, Erbsen)
→ Butter und Sahne (darin sind keine tierischen Eiweiße enthalten, deswegen sind Butter und Sahne erlaubt)

5. Gesunde Ernährungsregeln

→ Vormittags bis zum frühen Nachmittag sollten Sie Obst essen. Viel Obst, frisches Obst, und vor allem allen Dingen Obst der Saison! Nur Obst der Saison verfügt noch über eine ausreichende Menge an Vitaminen.
→ Nachmittags sind Salate und verschiedene bunte Gemüse ein absolutes Muss für alle Patienten. Achten Sie bei der Wahl der Salate darauf, die Sorten abzuwechseln. Bei guten Marktständen gibt es häufig fertige Mischungen mit bis zu sieben verschiedenen Salatsorten. Nutzen Sie solche Mischungen oder lassen Sie sich von Ihrem Händler verschiedene Salatblätter mischen.
→ Trinken Sie wechselnde Sorten Kräutertee (niemals eine einzelne Sorte länger als drei Monate trinken!) oder Kräutertee-Mischungen wie 7 x 7 Kräutertee (Jentschura).
→ Genießen Sie frisch gepresste Frucht- und Gemüsesäfte. Diese erhalten Sie, indem Sie mit einem Entsafter das gewünschte Obst oder Gemüse selbst entsaften. Es ist nutzlos für Ihre Gesundheit, wenn Sie Säfte kaufen. Durch die vorgeschriebenen Verarbeitungsprozesse zur

Haltbarmachung ist die Qualität der Säfte meist minderwertig. Entsafter sind in verschiedenen Preisklassen in Kaufhäusern erhältlich. Dabei gilt allerdings, je teurer der Entsafter, desto besser ist in der Regel die Saftqualität. Entsaften Sie mindestens einmal täglich.

Ernährung folgt dem Input-Output-Prinzip: „Du bist, was du isst."

Nachfolgend vier einfache Saftrezepte, die der Ernährungswissenschaftler *Dr. Norman Walker* bei Augenkrankheiten empfahl:

- → 500 g Karotten
- → 300 g Karotten, 200 g Spinat
- → 250 g Karotten, 150 g Sellerie, 50 g Endivie (Eskarol), 50 g Petersilie
- → 300 g Karotten, 100 g Rote Bete, 100 g Gurken

Diese Angaben müssen nicht auf das Gramm genau eingehalten werden, Variieren ist erlaubt.

Viele weitere Rezepte und dazugehörige Erläuterungen finden Sie in dem Buch „Frische Frucht- und Gemüsesäfte" von *Dr. Norman Walker*. Dieser Mann wurde übrigens mit Hilfe reiner Rohkost und frischer Säfte 115 Jahre alt. Er hat alle seine Kritiker und Spötter überlebt. Er empfahl seinen Patienten zusätzlich zu Rohkost und Säften regelmäßige Darmeinläufe zur Entgiftung des Darmes. Sein Erfolg bei Patienten gab ihm Recht.

Vorteile der Ernährungsumstellung

Halten Sie obige Regeln ein, dann ernähren Sie sich vegan, d.h. ohne tierische Eiweiße. Noch gesünder ist allerdings die reine Rohkost, wie sie *Dr. Norman Walker* vorlebte.

Leider scheitert die Ernährungsumstellung trotz ihrer Notwendigkeit in vielen Fällen an den jahrzehntelangen Gewohnheiten der Menschen. Viele Patienten berichten mir immer wieder, dass sie die alte (schlechte) Kost beibehalten, weil dies einfacher ist oder weil andere für sie kochen. Manche hätten gerne vollständige Rezepte, um sich keine eigenen Gedanken machen zu müssen.

Natürlich wirkt die Naturheilkunde auch bei Menschen, die ihre Ernährung nicht umstellen. Dann muss der Patient aber im schlechtesten Fall regelmäßig weiter therapiert werden. Mit einer einfachen Ernährungsumstellung nimmt der Patient jedoch seine Gesundheit selber in die Hand. Der Blutzucker sinkt, die Gefäße werden frei, Bluthochdruck kann sich stabilisieren. Bereits nach wenigen Wochen verbessert sich nach einer Ernährungsumstellung bei vielen Patienten das Blutbild messbar. Dies zeigt, wie wichtig die natürliche Ernährung für die Gesundung des Menschen ist.

Biochemie nach Dr. Schüßler

Die biochemischen Mineralien nach *Dr. Schüßler* sind heute vielen Menschen als Schüßler-Salze bekannt. Vielen Patienten konnte mit der Einnahme von Schüßler-Salzen bei den verschiedensten Krankheiten geholfen werden. Die wenigsten Patienten wissen jedoch genau, was Schüßler-Salze sind und wie sie wirken. Viele Schriften, die sich im Umlauf befinden, sind leider zu allgemein, als dass der Laie daraus ein funktionierendes System der Selbsthilfe aufbauen könnte.

Was sind Schüßler-Salze?

Bei den originalen Schüßler-Salzen handelt es sich um zwölf Mineralien, die *Dr. Schüßler* bei seinen Forschungen im Laufe von Jahrzehnten entdeckte und am kranken, genesenden Patienten erforschte.

Dr. Schüßler wusste, dass der Körper aller Lebewesen mit Mineralien aufgebaut wird. Er erkannte, dass nur unter Mitwirkung von Mineralien der Körper richtig funktionieren kann. Aus diesem Wissen heraus entwickelte er die Mineralstofftherapie.

Nach *Dr. Schüßlers* Tod erforschten seine Schüler weitere 15 Mineralstoffe, die als Erweiterungsmittel bekannt sind. Diese Erweiterungsmittel umfassen mineralische Spurenelemente, so genannt, weil sie in der Natur nur in geringsten Mengen (Spuren) vorkommen.

Die Wirkweise von Schüßler-Salzen

Dr. Schüßlers Therapie-Philosophie lässt sich am besten mit seinen eigenen Worten zusammenfassen: *„Die oben genannten Mineralien sind die Baumaterialien und die Funktionsmittel der Gewebe ... Wendet man sie als Funktionsmittel an, so müssen sie in kleinen Gaben verabreicht werden.“*

Das bedeutet für den Laien übersetzt: Die von *Dr. Schüßler* und seinen Schülern entdeckten Mineralien werden benötigt, um das Körpersystem (Organe, Gewebe etc.) aufzubauen, sie sind also Baumaterialien für den physischen Körper. Da der Körper also aus Mi-

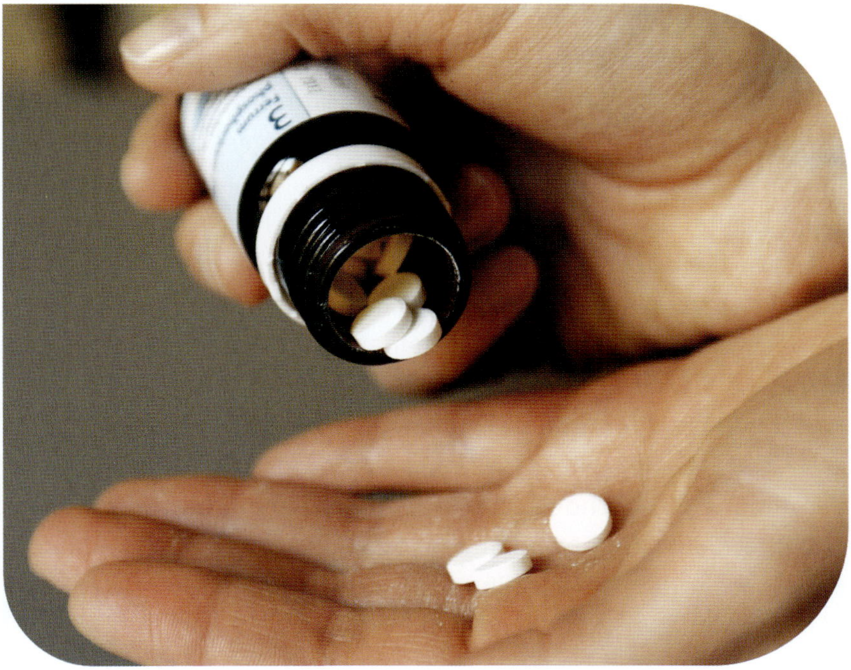

Abb. 22
Schüßler-Salze sind alternativmedizinische Präparate von Mineralsalzen in homöopathischer Dosierung (Potenzierung).

neralien (er stammt aus dem Erdreich) aufgebaut wird, benötigt er auch Mineralien, um zu funktionieren. *Dr. Schüßler* nutzte die Mineralien darüber hinaus als Funktionsmittel, das heißt, als therapeutisches Mittel, um die Funktionen des Körpers, die bei Krankheit entgleist sind, zu verbessern, so dass der Körper in der Lage ist, sich selbst zu kurieren.

Der Mensch nimmt Mineralien aus der Nahrung auf. Durch psychische und körperliche Fehlhaltung, Fehlernährung, Elektrosmog, Umweltgifte und zahlreiche andere zum Teil heute noch unbekannte Faktoren kann der Mineralhaushalt aus den Fugen geraten, der Mensch wird krank.

Konnte der Mensch sich in früheren Zeiten noch mineralien- und vitaminreiches Obst und Gemüse zuführen, was sich günstig auf den Mineralienhaushalt auswirkte, so ist heute die vom Menschen überzüchtete, tot gekochte oder gar genetisch veränderte Nahrung mit Vitamin- und Mineralienmangel eine Quelle der Erkrankung. Fastfood und industrielle Nahrungsprodukte tragen ebenfalls zur Fehlernährung der Menschheit bei.

Nur die ehrliche Einsicht in Aufbau und Funktion des Körpers und die Reflexion über den eigenen, oftmals krank machenden Lebensstil ermöglicht es dem Patienten, die für ihn richtige, gesunde Lebensweise zu erkennen und sein Leben, so er gesunden will, zu ändern.

Im Kapitel über Ernährung wurden bereits Hinweise für eine natürliche, dem Körper dienende Lebensweise gegeben. Diese Lebensweise verbessert bereits den Mineralienhaushalt des Körpers, so dass die Schüßler-Salze in kleinen Gaben als Funktionsmittel wirken können.

Bei gravierendem Mineralienmangel hilft häufig die Kombination grober Mineralien wie z.B. ***Neukönigsförder Mineraltabletten*** in Verbindung mit hochdosierten Gaben der benötigten (verdünnten) Schüßler-Salze. Grobe Mineralien (d.h. große Mengen von Mineralien) in Verbindung mit verdünnten Gaben (z.B. Schüßler-Salze) können hier häufig die Regeneration fördern.

Schüßler-Salze in der Augenbehandlung

Bei jeder Form von *Makuladegeneration* ist die Anwendung folgender Mittel zur Unterstützung einer naturheilkundlichen Therapie hilfreich (··· *Tabelle S. 67*).

Bei *diabetischer Retinopathie* können die nachfolgenden Schüßler-Salze zur Unterstützung eingenommen werden. Eine zeitgleiche Umstellung auf eine natürliche Ernährung ist dabei hilfreich, um den Diabetes Typ II in den Griff zu bekommen oder zu stabilisieren (··· *Tabelle S. 68*).

Schüßler-Salze finden immer häufiger Anwendung bei zahlreichen Krankheiten.

Schüßler-Index für Makuladegeneration

**) Schüßler-Salze haben einen eigenen Nummercodex*

NR.*	BEZEICHNUNG	HAUPTFUNKTIONEN	KÖRPERTEIL, ORGAN
3	Ferrum phosphoricum D 12	Sauerstofftransport	Blut, Gefäße, Darm
4	Kalium chloratum, D 6	Drüsenbetriebsstoff, Entgiftung, Aufbau von Bindegewebe und Faserstoff	Drüsen, Blutviskosität
5	Kalium phosphoricum, D 6	Energie, Gewebeaufbau	Nerven, Psyche
8	Natrium chloratum D 6	Entgiftung, Flüssigkeitsregulierung	Augen, Nieren, Blut
9	Natrium phosphoricum D 6	Entsäuerung, Zuckerabbau	Lymphe, Gewebe
11	Silicea D 12	Festigkeit fürs Bindegewebe	Bindegewebe einschl. Blut
21	Zincum chloratum D 12	Schwermetallentgiftung, Immunschutz	Nerven, Leber, Nieren
26	Selenium D 12	Antioxidativer Schutz Schwermetallentgiftung	Leber

Schüßler-Index für Diabetische Retinopathie *) Schüßler-Salze haben einen eigenen Nummercodex			
NR.*	BEZEICHNUNG	HAUPTFUNKTIONEN	KÖRPERTEIL, ORGAN
6	**Kalium sulfuricum D 6**	Sauerstoffübertragung, Abbau, bindet Gase	Bauchspeicheldrüse, Leber, Haut
7	**Magnesium phosphoricum D 6**	Enzymaktivierung, Entspannung	Herz, Darm
10	**Natrium sulfuricum D 6**	Entschlackung, Abtransport	Leber, Galle
17	**Manganum sulfuricum D 12**	Unterstützt die Glukosebildung, aktiviert Enzyme, antioxidative Wirkung, Ammoniak-Entgiftung	Knorpel
19	**Cuprum arsenicosum D 12**	Schwermetallentgiftung antioxidative Wirkung	Darm, Blut, Schilddrüse
21	**Zincum chloratum D 12**	Schwermetallentgiftung Immunschutz	Nerven, Leber, Nieren
27	**Kalium bichromicum D 12**	Glucosesteuerung	Leber, Magen

Ich halte eine gute Mineralisierung für so wichtig, dass ich Patienten anfangs eine von der allgemeinen Literatur abweichende, höhere Dosierung empfehle, die später reduziert werden kann. Bei allen D6-Mitteln empfehle ich meinen Patienten, dreimal täglich drei bis fünf Tabletten unter der Zunge zergehen zu lassen, bei allen D12-Mitteln dreimal täglich eine Tablette.

Für Diabetiker möchte ich darauf hinweisen, dass es die biochemischen Mittel nicht nur als Tabletten mit Zucker, sondern auch als Tropfen gibt. Dabei können alle Mineralien in ein Schnapsglas mit Wasser ohne Alkohol getropft werden. Dann langsam trinken und jeden Schluck gut durchkauen.

Homöopathie

Im Jahre 1790 experimentierte der Arzt *Samuel Hahnemann* mit Chinarinde, der eine Heilwirkung gegen Malaria nachgesagt wurde. *Hahnemann* nahm Chinarinde ein, ohne selbst an Malaria erkrankt zu sein. In den folgenden Tagen erlebte *Hahnemann* alle Symptome einer echten Malaria, ohne die Erreger in seinem Blut zu haben. Nach Absetzen der Chinarinde verschwanden alle Symptome wieder spurlos.

Klassische Homöopathie

Dies war die Geburtsstunde der Homöopathie. *Hahnemann* folgerte aus diesem Versuch, dass Chinarinde nur deshalb Malaria heilen könne, weil sie beim Gesunden in der Arzneimittelprüfung dieselben Symptome hervorruft. *Hahnemann* erinnerte sich, dass dies schon des öfteren in Schriften anderer Ärzte wie *Hippokrates* und *Paracelsus* berichtet worden war: „*Similia similibus curantur*" (Ähnliches wird durch Ähnliches geheilt).

Hahnemann war der erste, der daraus Konsequenzen zog. Er unterzog etwa hundert Stoffe einer eingehenden Arzneimittelprüfung und schlussfolgerte: „Gib dem Patienten zu seiner Krankheit eine möglichst ähnliche Arzneikrankheit hinzu, so wird diese die ursprüngliche Krankheit vertreiben." Da *Hahnemann* seinen Patienten keinen Arzneimittelschaden zufügen wollte, verdünnte er die Medikamente. Er testete an seinen Patienten immer kleinere Dosen, um zu untersuchen, bis zu welcher Verdünnung noch eine heilende Wirkung feststellbar war. Zu seiner Überraschung nahm die Heilwirkung seiner Mittel mit jeder weiteren Verdünnung immer weiter zu.

Komplexhomöopathie

In späteren Jahren experimentierte *Hahnemann* in besonderen Fällen auch mit der Mischung verschiedener Medikamente. Dies war die Geburtsstunde der Komplexhomöopathie. Leider gab *Hahnemann* auf Drängen seiner Schüler die Mischung von verdünnten Medikamenten auf, da seine Schüler sich von der damaligen etablierten Medizin unterscheiden wollten.

Der Grundgedanke, verschiedene Mineralien-, Pflanzen- oder Tierstoffe zu einem Medikament zu mischen, blieb jedoch erhalten und führte zur Entwicklung der Komplexhomöopathie, die ebenso wie die klassische Homöopathie bei richtiger Anwendung zu guten Ergebnissen führen kann.

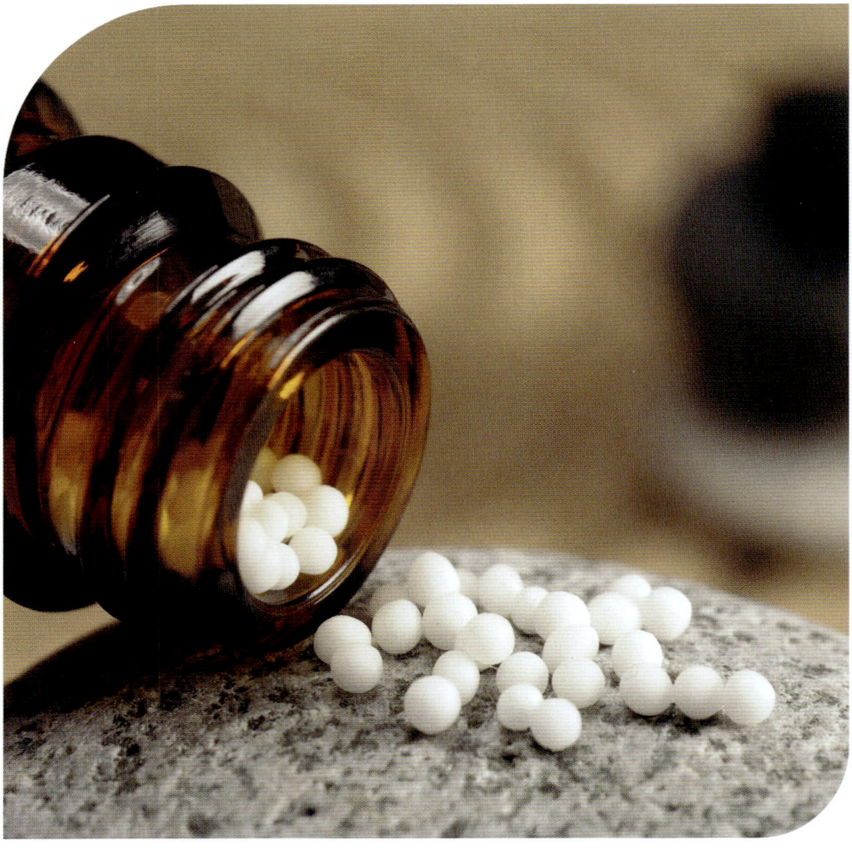

Abb. 23 Homöopathie ist Nanopartikelmedizin. Kleinste Nanopartikel heften sich an Rezeptoren an und helfen dem Körper zu heilen.

Ziel der Komplexhomöopathie ist es, mit allen Vorteilen einer homöopathischen Behandlung eine Krankheit zu behandeln und wenn möglich auch zu heilen. Sie arbeitet damit, Blockaden zu lösen, indem verschiedene Organsysteme und Gewebe angeregt werden. So gibt es spezielle Mittel für Leber, Milz oder Nieren, aber auch verschiedene heilkräftige Mittel gegen die verschiedensten Krankheiten. Die Zellen zu öffnen, Giftstoffe zur Ausscheidung zu bringen und anschließend die Zellen zu regenerieren ist das Ziel einer komplexhomöopathischen Therapie.

Die Wahl der Mittel richtet sich nach dem Verlauf der Krankheit, dem Stadium, in dem sich die Krankheit befindet, sowie den begleitenden Symptomen. In einem Gespräch nimmt der Therapeut die Krankengeschichte auf (Anamnese). Mit zusätzlichen Diagnosemethoden wie Gesichts- und Zungendiagnose, aber auch mit ärztlichen Befunden, die der Patient mit in die Praxis bringt, sucht der Therapeut die Schwachstellen im Körper, die kuriert werden müssen. Anschließend erarbeitet er auf Grundlage seiner Methode eine Rezeptur mit Medikamenten, die der Patient im Laufe der Zeit einnehmen muss.

Art und Dosierung der Medikamente richten sich nach der Grunderkrankung sowie nach Alter und Gewicht und werden individuell auf den Patienten zugeschnitten. Gerade bei Augenerkrankungen wie *Makuladegeneration* und *diabetischer Retinopathie* muss der Therapeut über viel Erfahrung verfügen, um dem Patienten helfen zu können. Die Komplexhomöopathie ist dabei eine wunderbare Ergänzung zu den speziellen Methoden der Stirn-Schädel-Akupunktur und hilft, die Erfolge der Akupunktur zu festigen oder weiter zu verbessern.

Gemmotherapie

Vor einigen Jahren stieß ich in der Zeitschrift Wege zur Gesundheit auf einen kurzen Artikel zu einer – mir bis dahin völlig unbekannten – Therapieform aus Belgien: der Gemmotherapie. In der darauffolgenden Zeit experimentierte ich erst am eigenen Körper und anschließend an Familienmitgliedern mit Gemmomazeraten und Tinkturen, um herauszufinden, ob diese Form der Pflanzenheilkunde auch wirklich bei Menschen mit teils schweren Erkrankungen funktioniert. Die Ergebnisse waren so erstaunlich, dass Gemmomazerate und auch pflanzliche Tinkturen seitdem einen festen Platz in meiner Praxis, aber auch in meinem privaten Leben gefunden haben. Ich möchte diese Mittel nicht mehr missen und bedanke mich an dieser Stelle herzlichst bei Frau Garstenauer von der Firma *Phytopharma* aus Österreich, die mir bei der Erkundung dieser Therapieform stets mit klugem Rat und großem Einsatz zur Seite stand.

Das lateinische Wort „gemma“ bedeutet Knospe, und unter Gemmotherapie versteht man folglich Knospentherapie, eine erstmals 1959 von ihrem Entwickler, dem belgischen Arzt *Dr. med. Pol Henry*, veröffentlichte Form der Phytotherapie (Pflanzenheilkunde). Dieser ging davon aus, dass im Embryonalgewebe von Pflanzen, den sogenannten Meristemzellen (die den menschlichen Stammzellen entsprechen), die stärkste Heilkraft der Pflanzen verkörpert ist, da diese Zellen unbegrenzt teilungsfähig sind. Dieses Gewebe ist in Knospen, jungen Triebspitzen und Wurzelspitzen in höchster Konzentration enthalten. Die Kraft dieser Pflanzengewebe zeigt sich in ihrer unbändigen Vitalität, wenn im zeitigen Frühjahr die Pflanzen beginnen auszuschlagen. Hier manifestiert sich die unbeschreibliche Wachstumsenergie der Pflanzen. Und hier liegt die größte Kraft für die Herstellung der Pflanzentherapeutika verborgen.

Zu dieser Zeit werden die für die Herstellung der Heilmittel notwendigen Pflanzenbestandteile geerntet, vorsichtig gereinigt und über Wochen in einem Gemisch aus Ethanol und Glyzerin mazeriert, d.h. eingeweicht. Aus diesem Prozess leitet sich der Begriff Gemmomazerat ab, was so viel bedeutet wie eingeweichte Knospen. Bei diesem Prozess gehen die heilkräftigen Bestandteile der verwendeten Pflanzenteile in die Lösung über. Dieses „Mutter-Mazerat" wird dann auf ein Zehntel verdünnt, so dass Nebenwirkungen der Mazerate so gut wie ausgeschlossen sind. In der Knospe einer Pflanze ist der ganze Bauplan, samt den Heilstoffen der späteren Frucht enthalten.

Die Mazerate wirken sowohl im körperlichen als auch im seelisch-geistigen Bereich und sind oftmals in der Lage, sanfte Korrekturen einzuleiten, die häufig fast unbemerkt vonstattengehen. Viele Patientinnen und Patienten, denen ich Mazerate empfahl, berichteten von erstaunlichen Verbesserungen ihrer Gesundheit, einer Zunahme ihrer Vitalität, aber auch einer deutlichen Verbesserung ihres psychischen Wohlbefindens.

So berichtete mir erst kürzlich eine Patientin, die wegen einer *juvenilen Makuladegeneration* bei mir in Behandlung war, nach nur

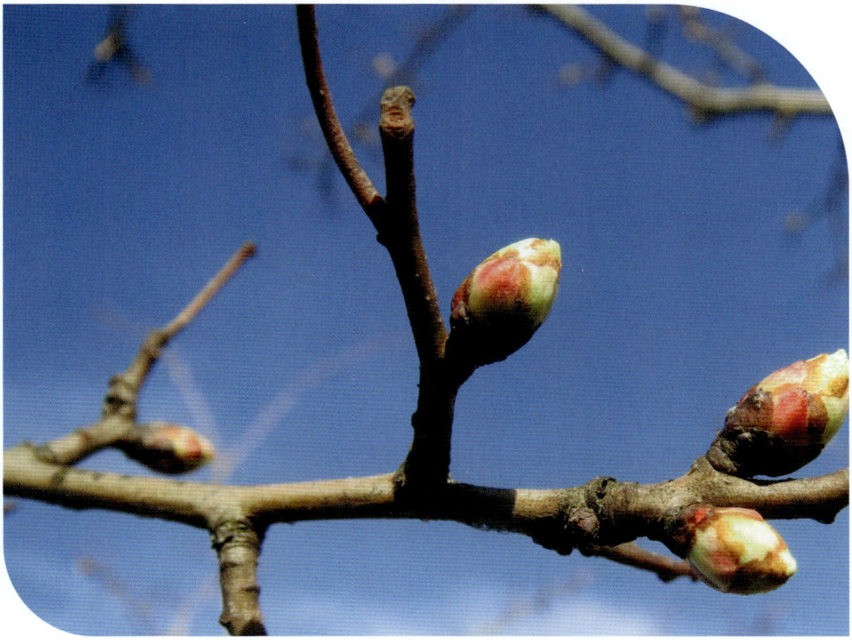

Abb. 24
In einer Knospe (Gemma) oder einem Samen steckt der ganze Bauplan einer Pflanze. Die Gemmotherapie nutzt gezielt die Heilinformation der entsprechenden Pflanze aus der Knospe.
Foto: Knospe des Weißdorns.

zweiwöchiger Einnahme des Gemmomazerates der ***Silberlinde (Tilia tomentosa)*** von einer so deutlichen Verbesserung ihres psychischen Befindens, dass sie wieder Ziele im Leben hat und ihr Leben wieder genießen kann, nachdem sie zuvor wegen ihrer Krankheit durch dunkle Zeiten schreiten musste und völlig verzweifelt war. Andere Patienten berichteten von Verbesserungen im Bewegungsapparat, Schmerzreduzierung, Linderung von Entzündungen und zunehmender Vitalität. Mehrere Männer erreichten durch die Einnahme eines Gemmomazerates eine Senkung krankhafter Prostatawerte. Die Einsatzmöglichkeiten der Gemmotherapeutika sind nahezu unbegrenzt. Hier wollen wir uns jetzt jedoch auf die Mittel zur Behandlung von *Makuladegeneration* oder *diabetischer Retinopathie* beschränken.

Gemmomazerate lassen sich sehr gut mit Tinkturen kombinieren, wodurch sich ihre Wirksamkeit deutlich erhöht. Tinkturen sind alkoholische Auszüge aus frischen, zerkleinerten oder gepressten Pflanzen. Für ihre Wirksamkeit ist die Frische der Pflanzen entscheidend. Manche Hersteller verwenden getrocknete Pflanzen, wodurch die Heilkraft unter Umständen reduziert wird. Daher empfehle ich ausschließlich Tinkturen aus Frischpflanzen.

Gemmomazerat
Schwarze Johannisbeere *(Ribes nigrum)*

Dies ist mein Lieblingsmazerat, da es wirklich sehr lecker schmeckt. Viele Patienten haben mir spontan bestätigt, dass sie nach der Einnahme dieses Mittels Lust auf noch mehr davon bekamen, da es sehr fruchtig schmeckt. Es stimuliert die Nebennierenrinde, wodurch die körpereigene Cortisolproduktion angekurbelt wird. Cortisol reduziert Entzündungen, weswegen Patienten mit schweren Entzündungen häufig Cortisonpräparate mit all ihren möglichen Nebenwirkungen erhalten. Hier gehen wir den natürlichen Weg zur Entzündungsbekämpfung über die Anregung der Nebennierenrinde. Das Gemmomazerat der Schwarzen Johannisbeere ist tatsächlich stark entzündungshemmend, weswegen es bei der Linderung von Entzündungen an erster Stelle steht. Es kann bei jeder entzündlichen Augenkrankheit als Begleitmittel eingenommen werden, wobei wir nicht vergessen sollten, dass viele der heute bekannten schweren Augenkrankheiten wie *Makuladegeneration* von chronischen Entzündungen im Körper begleitet werden. Deswegen ist es sinnvoll, dieses Gemmomazerat bei jeglichem Verdacht auf Entzündungsprozesse im Körper einzunehmen, wie zum Beispiel bei Rheuma, Gelenkschmerzen, entzündeten Augenlidern etc. Dieses Mittel ist somit das pflanzliche Hauptmittel bei allen Formen von Augenentzündungen sowie ein wertvolles Begleitmittel bei schweren Augenerkrankungen wie *Makuladegeneration*.

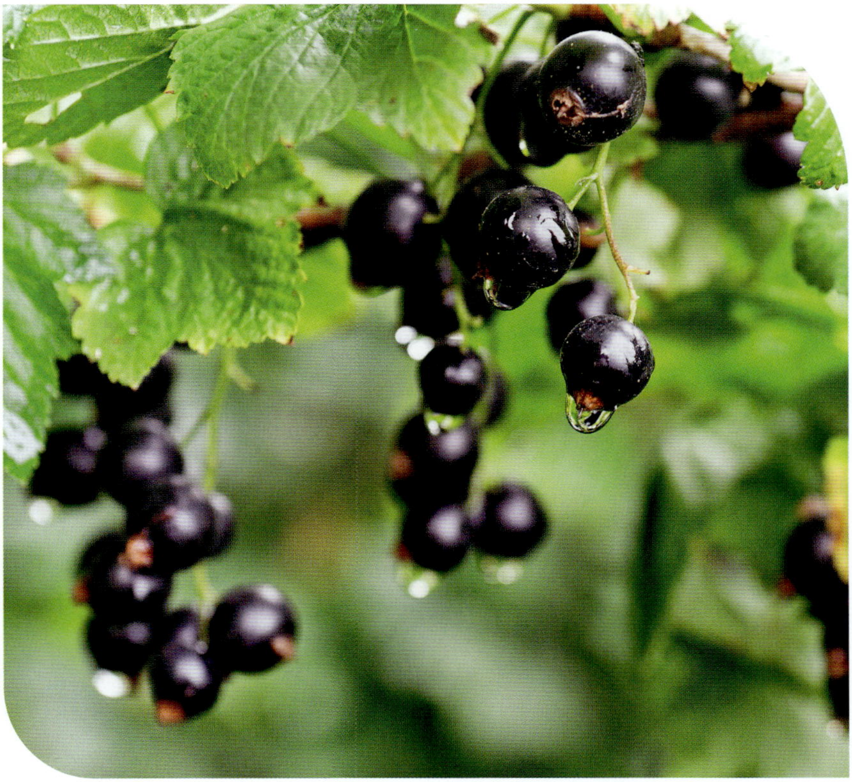

Abb. 25 Ribes Nigrum. Sie können zusätzlich auch die Schwarze Johannisbeere als Saft trinken. Achten Sie aber darauf, dass der Saft aus einer Kelterung stammt, also nicht aus Konzentraten hergestellt wurde.

Heidelbeere *(Vaccinium myrtillus)*

Die Heidelbeere ist bei jedem naturbegeisterten Wanderer beliebt, hat sie doch vielen von uns auf der Wanderung schon eine kleine, aromatische Erfrischung geschenkt. Ihre Wirkung auf die Durchblutung der Netzhaut ist seit Jahrzehnten nachgewiesen. Im Zweiten Weltkrieg, als die Jagdbomber noch nicht die heutigen technischen Möglichkeiten hatten und der Pilot sich auf seine Augen verlassen musste, wurden den Piloten der Royal Air Force Heidelbeeren zur Verbesserung der Nachtsicht gegeben. Heute weiß man, dass Heidelbeeren alle wesentlichen Nährstoffe für die Augen beinhalten, wie Lutein und Zeaxanthin, zwei Substanzen, die essenziell für die Makula sind. Das Gemmomazerat der Heidelbeere verbessert die Durchblutung und den Stoffaustausch der kleinsten Gefäße, speziell im Gehirn und in der Netzhaut. Von allen

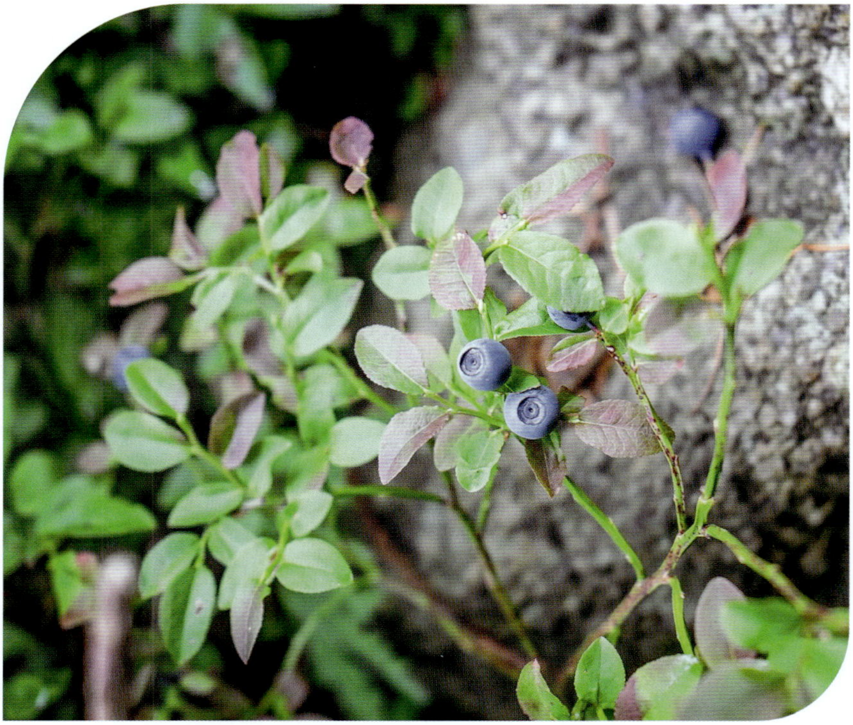

Abb. 26 Vaccinium myrtillus. Heute wird die Heildelbeere in gezüchteter Form in jedem Supermarkt angeboten. In der freien Natur wachsen die Beeren am liebsten in Kiefernwäldern. Erntezeit ist Ende Juli. Sie sind auch nur halb so groß wie ihre Gengeschwister, schmecken aber um ein Vielfaches intensiver und aromatischer. Auch ist deren Heilwirkung amtlich.

Gemmomazeraten ist die Heidelbeere bei Augenkrankheiten Ihre mächtigste Verbündete. Indikationen sind Nachtblindheit sowie alle Durchblutungsstörungen der Netzhaut und des Sehnervs. Patienten berichteten auch von besserem Konturensehen. Meiner Meinung nach ist die Einnahme des Gemmomazerats Heidelbeere in Kombination mit dem Gemmomazerat Judasbaum, das auch die Gehirndurchblutung verbessert, eine Möglichkeit zur Prophylaxe der *Makuladegeneration*, da diese ja mit einer Durchblutungsstörung der Netzhaut beginnt. Wird die Netzhaut durch zu hohen Blutdruck geschädigt, kombinieren Sie die Gemmomazerate Heidelbeere und Olivenbaum, eine Kombination, die eine entlastende Wirkung bei Bluthochdruck hat.

Ein LKW-Fahrer, der nachts wegen zunehmender Verschlechterung der Nachtsicht nicht mehr fahren konnte, kaufte das Gemmomazerat Heidelbeere bei einem Hersteller in großen Mengen ein, da er bereits wenige Wochen nach Beginn der Einnahme entdeckt hatte, dass sich sein Kontrastsehen und seine Nachtsicht deutlich verbessert hatten. Freudig berichtete er den verdutzten Mitarbeitern, dass er des Nachts wieder Touren fahren könne.

Stechpalme *(Ilex aquifolium)*

Die Stechpalme ist vielen Lesern als immergrüne Park- und Gartenpflanze bekannt. Mit ihren Blättern, an deren Rand kleine Dornen wachsen, verteidigt sich diese Pflanze erfolgreich gegen Tierfraß. Dies erklärt, warum der Pflanze in verschiedenen Kulturen mythologische Kräfte zugeordnet wurden. Die Kelten gaben ihren Verstorbenen einen Stechpalmenzweig für ihre Reise ins Jenseits in die Hände, da die Stechpalme als eine der sieben heiligen Pflanzen galt und dem Verstorbenen Schutz gewähren sollte. Dr. Edward Bach, der große englische Homöopath und Begründer der Bachblütentherapie, verordnete die Stechpalme (engl. Holly) gegen Neid, Wut und Hassgefühle.

Im Bereich der Gemmotherapie wird das Mazerat der Stechpalme gegen Verhärtungen eingesetzt, bei denen sich kollagene Fasern in Organen, Gefäßen oder Muskeln einlagern. Es regt die körpereigene Cortisolbildung an, beruhigt das Nervensystem, entkrampft, regt die Nieren an und senkt Fieber. Da das Mazerat der Stechpalme Ablagerungen aus den Organen lösen kann, wird es in der Naturheilkunde gerne verordnet bei grauem Star (Katarakt) und Netzhautdegeneration im Alter. Hier sollte es mit den Gemmomazeraten von Heidelbeere und Lärche kombiniert werden.

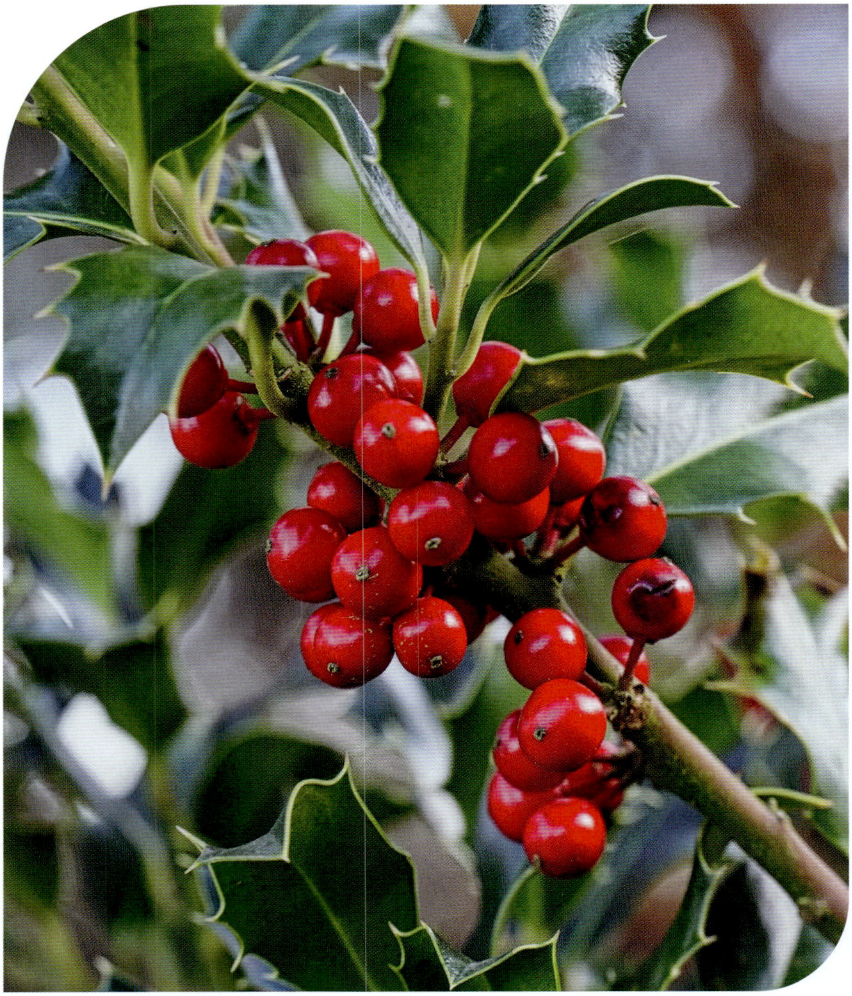

Abb. 27
Ilex aquifoium
Ein bizarr und im ersten Eindruck weniger einladendes Gewächs, aber mit großer vielseitiger Heilwirkung.

Lärche *(Larix decidua)*

Die Lärche zählt zur Familie der Kieferngewächse. Sie ist die einzige europäische Nadelbaumart, die im Winter ihre Nadeln abwirft, um sich vor Frostschäden zu schützen. In der Knospenmedizin wird das Gemmomazerat der Lärche vor allem für Erkrankungen im fortgeschrittenen Alter verordnet. So wie die Blätter der Lärche im Frühjahr wieder grünen, so vitalisiert das Gemmomazerat ältere Menschen mit seiner starken antioxidativen Wirkung. Es verbessert die kapillare Durchblutung und unterstützt so bei Demenz, nachlassendem Gedächtnis, nachlassendem Hörvermögen und *Makuladegeneration*. Bei *Makuladegeneration* kann es über einen langen Zeitraum zusammen mit den Gemmomazeraten von Heidelbeere und Stechpalme eingenommen werden.

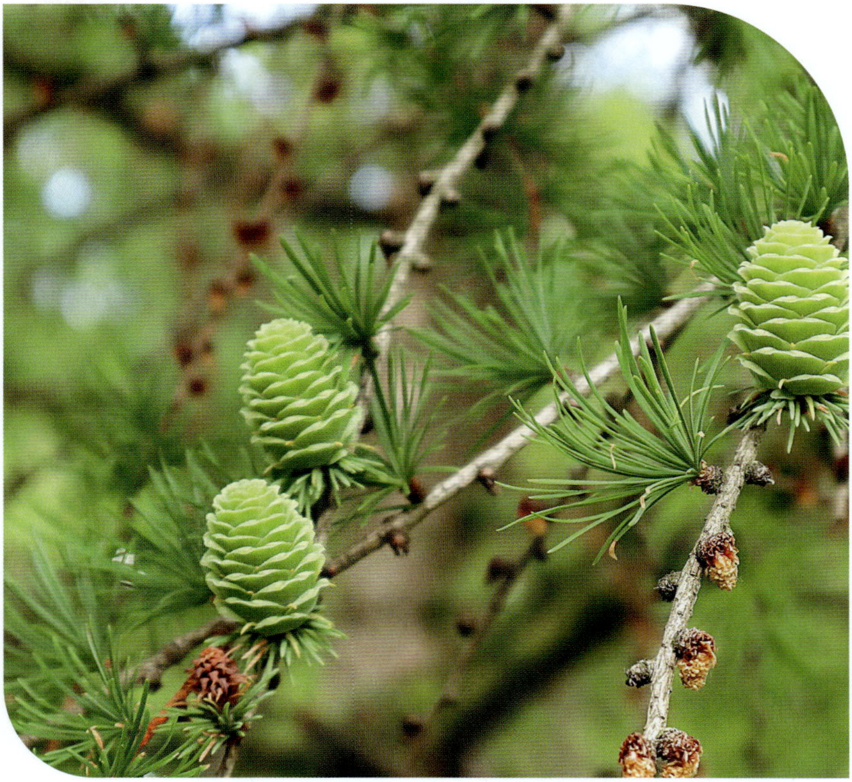

Abb. 28 Larix decidua. Eines der wenigen Nadelgehölze, die im Winter ihr Nadelkleid komplett abwerfen. Kiefern sind stattliche Bäume mit einer enormen Wuchshöhe. Leider geht der Bestand bei uns durch den Klimawandel und durch viele, teils migrierte Schädlinge rapide zurück.

Rosmarin *(Rosmarinus officinalis)*

Mit seinem bitteren, scharfen Aroma zählt Rosmarin in der Küche zu meinen Lieblingsgewürzen. Oftmals pflücke ich im Garten einige Knospen von unserem Rosmarinbusch und kaue diese gründlich durch. Die in der Knospe enthaltenen ätherischen Öle sind nicht nur wohlschmeckend, sondern vitalisieren den Körper und reinigen die Stirnhöhlen. In der Gemmotherapie wird Rosmarin empfohlen zur Regeneration der Leber, zur Stärkung der Immunkräfte und zur allgemeinen Vitalisierung. Das Mazerat fördert den Blutfluss, weswegen es bei den verschiedensten Durchblutungsstörungen eingesetzt werden kann, also bei niedrigem Blutdruck, kalten Händen und Füßen, aber auch bei Durchblutungsstörungen der Netzhaut und des Sehnervs.

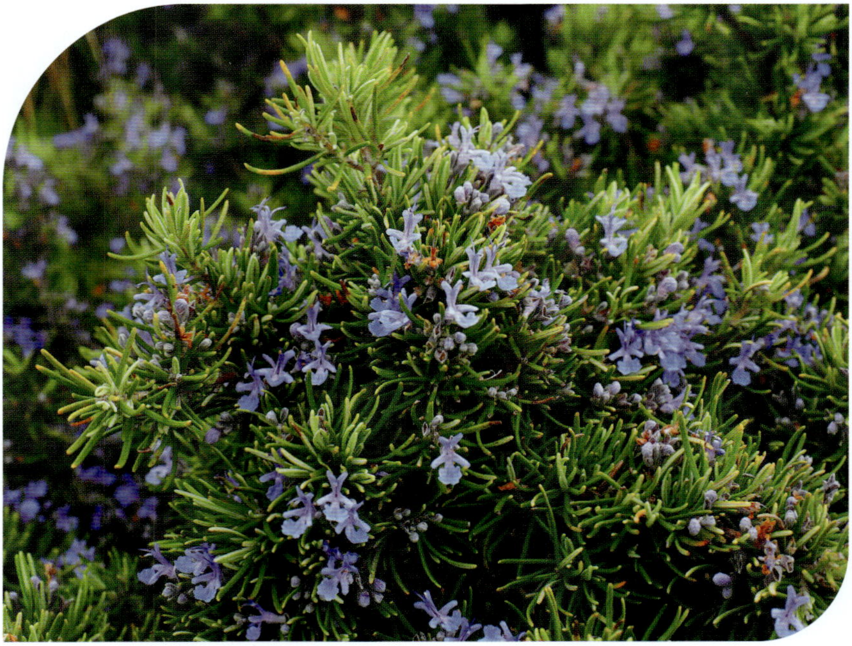

Abb. 29 Rosmarinus officinalis. Nicht nur in der Küche ist Rosmarin ein geschätztes Kraut. Auch in der Phythotherapie wird dieser außergewöhnliche Strauch für verschiedene Zwecke eingesetzt.

Tinkturen zur unterstützenden Behandlung bei Augenkrankheiten

Chrysanthemen *(Chrysantellum americanum)*

Chrysantellum americanum ist eine ursprünglich in Mittelamerika beheimatete Pflanze, die heute auch in Afrika angebaut wird. Blätter und Blüten enthalten verschiedene Pflanzenstoffe, welche gefäßerweiternde Eigenschaften haben und sich positiv auf die Förderung der peripheren Mikrozirkulation auswirken können. Bisher sind nicht alle positiven Wirkungen dieser potenten Heilpflanze erforscht, es hat sich aber gezeigt, dass sie die Leberfunktion stimuliert und den Organismus entgiftet. Tatsächlich sollen Gifte wie Alkohol, Nikotin oder verdorbene Lebensmittel mit Unterstützung dieser Heilpflanze doppelt so schnell aus dem Körper ausgeleitet werden. Die Tinktur kann außerdem überschüssiges Cholesterin aus den Zellen lösen, weswegen nach etwa vier Wochen der Cholesterinspiegel ansteigen kann, bevor das Cholesterin ausgeschieden wird. Nach etwa drei Monaten ist der Cholesterinspiegel wieder abgesunken, weswegen die Tinktur langfristig als Cholesterinsenker eingenommen werden kann. Dazu kombiniert man die Tinktur mit dem Gemmomazerat vom Olivenbaum.

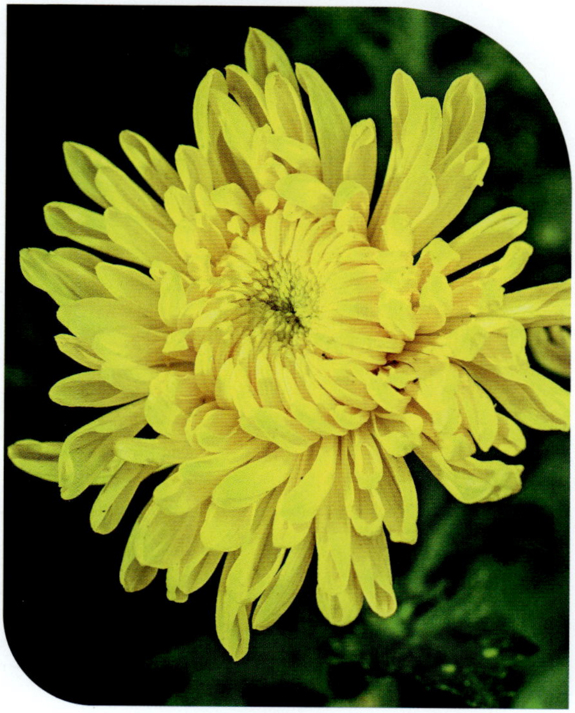

Abb. 30 Chrysantellum americanum. Nicht nur bei Gartenfreunden ein beliebtes Gewächs. Auch in der Phytotherapie nutzt man die heilbringenden Eigenschaften der Pflanze.

In der Augenheilkunde konnten Therapeuten beobachten, dass sich die Sehkraft bei *diabetischer Retinopathie* verbessert hat. Darüber hinaus fielen mir in der Praxis einige Patienten auf, deren Netzhautblutungen bei *diabetischer Retinopathie* stoppten. Das Mittel half, Blutungen zu resorbieren. Insofern sei die Tinktur als Begleitmittel bei *diabetischer Retinopathie* wärmstens empfohlen. Es wäre auch einen Versuch wert, dieses Mittel bei der *trockenen Makuladegeneration* auszuprobieren. Gerne können Sie mir hierzu Ihre Erfahrungen zukommen lassen unter:
info@praxis-nieswandt.de.

Ginkgo *(Ginkgo biloba)*

Diese Pflanze zählt zu den ältesten der Welt. In China und Japan wurde dieser Baum mit seinen wunderschön anzusehenden fächerförmigen Blättern als heilige Pflanze angebaut. Der Baum ist extrem widerstandsfähig, einige Ginkgobäume überlebten sogar die radioaktive Strahlung nach den Atombombenabwürfen auf Hiroshima und Nagasaki.In der Pflanzenheilkunde wird ***Ginkgo*** sowohl als Tinktur als auch als Gemmomazerat eingesetzt. Die Tinktur

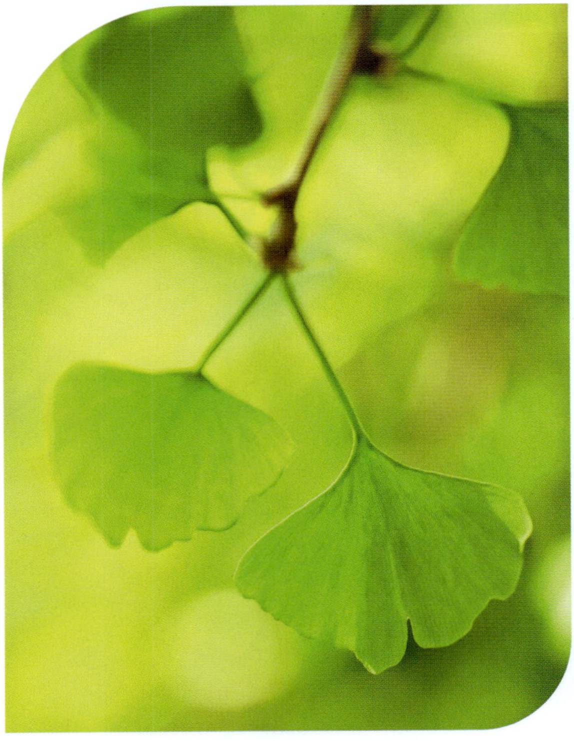

Abb. 31 Gingko biloba. Ein sehr widerstandsfähiger Baum, der im Zuge des Klimawandels auch bei uns immer mehr kultiviert wird.

wird aus Blättern und anderen Pflanzenteilen gewonnen, das Gemmomazerat aus den frischen Knospen des Ginkgo-Baumes. Das Mazerat ist sehr gut für Kinder geeignet, da es die Durchblutung des Gehirns fördert und so die Konzentration und Lernfähigkeit erhöht, auch Schwindel durch niedrigen Blutdruck kann damit häufig gebessert werden. Als Tinktur entfaltet Ginkgo große Wirksamkeit gegen Alzheimer, da sie die Durchblutung des Gehirns anregt. In der natürlichen Behandlung von Augenerkrankungen werden Tinktur und Gemmomazerat bei allen Durchblutungsstörungen der Augen, wie bei Sehnerv-Degeneration und *trockener Makuladegeneration*, empfohlen. Eine Kombination beider Mittel steigert die Wirksamkeit. Menschen, die unter Nachtblindheit leiden, berichteten von Verbesserungen durch Ginkgo. Hier rate ich, ***Ginkgo*** mit dem Gemmomazerat Heidelbeere zu kombinieren, da sich so die Nachtsicht bei vielen Patienten verbessern lässt, vorausgesetzt, die Störung ist nicht genetisch, sondern durchblutungsbedingt.

Ein kleiner Warnhinweis: Bei *feuchter Makuladegeneration* sollte man Ginkgo nicht einnehmen, um eventuelle Komplikationen wie Netzhautblutungen zu vermeiden, ansonsten sind mir in der Praxis bisher keine Kontraindikationen begegnet.

Klapperschlangenwurzel *(Polygala senega)*

Die ***Polygala senega***, auch als ***Senega-Wurzel*** oder ***Klapperschlangenwurzel*** bekannt, ist eine weitere bemerkenswerte Pflanze, die seit Jahrhunderten in der traditionellen Medizin verwendet wird.

Polygala senega ist eine mehrjährige Pflanze, die in den östlichen Teilen Nordamerikas heimisch ist. Sie erreicht eine Höhe von etwa 30 bis 60 Zentimetern und besitzt verzweigte Stängel mit schmalen, lanzettlichen Blättern. Die Blüten sind klein und weiß, wachsen in dichten, endständigen Trauben und blühen in den Sommermonaten.

Die Verwendung von ***Polygala senega*** in der traditionellen Medizin hat eine lange Geschichte, insbesondere bei den indigenen Völkern Nordamerikas. Einige der häufigsten traditionellen Anwendungen umfassen:

- → Schlangenbisse: Wie der Name „Klapperschlangenwurzel“ andeutet, wurde die Pflanze ursprünglich zur Behandlung von Schlangenbissen eingesetzt. Die Wurzeln wurden zerkaut oder zu einer Paste verarbeitet und direkt auf die Bissstelle aufgetragen.
- → Atemwegserkrankungen: ***Polygala senega*** ist besonders bekannt für ihre schleimlösenden Eigenschaften. Sie wurde zur Behandlung von Husten, Bronchitis und anderen Atemwegserkrankungen verwendet, um den Schleim zu lösen und das Abhusten zu erleichtern.
- → Erkältungen und Grippe: Ein Aufguss oder Tee aus der Senega-Wurzel wurde verwendet, um Symptome von Erkältungen und Grippe zu lindern, indem er die Atemwege befreit und entzündungshemmend wirkt.

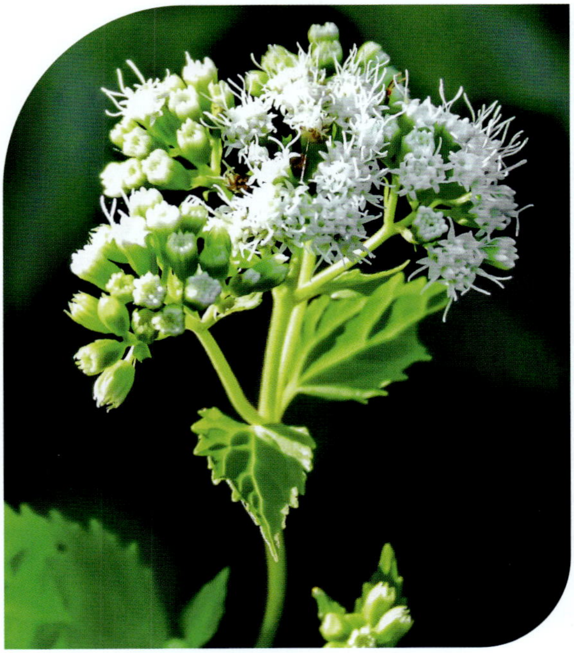

Abb. 32 Klapperschlangenwurzel, ein vielversprechendes Heilmittel von den Bronchien bis in die Augen.

Moderne Forschung und gesundheitliche Vorteile

Die moderne Forschung hat einige der traditionellen Anwendungen von *Polygala senega* bestätigt und zusätzliche gesundheitliche Vorteile entdeckt:

- → Schleimlösende Wirkung: Die in ***Polygala senega*** enthaltenen Saponine sind für ihre schleimlösenden Eigenschaften verantwortlich. Sie fördern die Produktion von dünnerem Schleim in den Atemwegen, was das Abhusten erleichtert und die Atemwege reinigt.
- → Entzündungshemmende Eigenschaften: Studien haben gezeigt, dass ***Polygala senega*** entzündungshemmende Verbindungen enthält, die bei der Behandlung von entzündungsbedingten Erkrankungen hilfreich sein können.
- → Antimikrobielle Wirkungen: ***Polygala senega*** zeigt auch antimikrobielle Eigenschaften, die gegen verschiedene Bakterien und Pilze wirksam sein können. Dies könnte ihre Wirksamkeit bei der Behandlung von Atemwegserkrankungen und Hautinfektionen erklären.
- → Die Klapperschlangenwurzel wird in der traditionellen Medizin oft zur Unterstützung bei altersbedingter *Makuladegeneration* eingesetzt. Sie kann bei verschiedenen Augenbeschwerden wie Bindehautentzündung (Konjunktivitis), Lidrandentzündung (Blepharitis), Lichtempfindlichkeit (Photophobie), Augenüberanstrengung und Sehschwäche hilfreich sein. Die Pflanze besitzt entzündungs hemmende Eigenschaften, die bei entzündlichen Augenkrankheiten nützlich sein können. Zusätzlich hat die Klapperschlangenwurzel antioxidative Eigenschaften, die helfen können, oxidative Schäden an den Zellen, einschließlich der Augen, zu verringern. Oxidativer Stress wird mit zahlreichen Augenerkrankungen in Verbindung gebracht, einschließlich der *altersbedingten Makuladegeneration*, wo ich ein großes Potential sehe, da die Tinktur auch helfen kann, Zucker- und Eiweißmoleküle zu lösen und abzutransportieren.

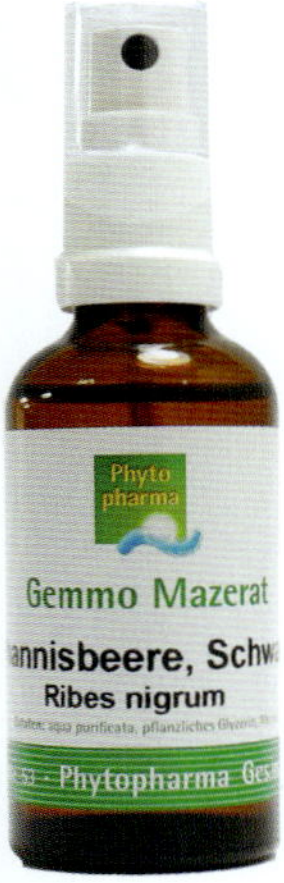

Dosierungsanweisungen für Gemmomazerate und Tinkturen

Erwachsene nehmen von Gemmomazeraten und Tinkturen dreimal täglich ca. 15 Tropfen mit etwas Wasser ein. Kinder von 6 bis 12 Jahren nehmen dreimal täglich 5 Tropfen mit etwas Wasser ein, Kinder von 12 bis 16 Jahren dreimal täglich 10 Tropfen. Gemmomazerate können auch mit Hilfe eines Sprühkopfes auf die Zunge gesprayt werden. Diese Form der Verabreichung ist nach Ansicht einiger Therapeuten effektiver, da bereits im Mundraum über die Schleimhaut Wirkstoffe aufgenommen werden können. Zudem halten die Tropfen bei gesprühter Anwendung bei höherer Wirksamkeit mindestens zweimal so lang. Erwachsene sollten dreimal täglich drei Sprühstöße auf die Zunge sprayen und dann die Flüssigkeit etwa eine Minute im Mund behalten, bevor sie geschluckt wird. Kinder nehmen dreimal täglich einen Sprühstoß. Tinkturen sollten wegen ihres höheren Alkoholgehaltes nicht in den Mund gesprüht, sondern immer mit etwas Wasser eingenommen werden. Hat man die Mazerate eine Zeit lang eingenommen, kann man bei gutem Körpergefühl oder gut ausgebildetem Instinkt dazu übergehen, die Mittel nur noch nach Gefühl einzunehmen, d.h. wenn der Körper danach verlangt.

BezugsquellenIn Österreich sind die oben beschriebenen Gemmomazerate und Tinkturen inzwischen in zahlreichen Reformhäusern und Apotheken erhältlich. In Deutschland gibt es eine Niederlassung der Firma Phytopharma GmbH in Eppstein. Dort können Sie entweder telefonisch unter Tel. +49 (0) 6198 588271 oder online unter www.phytopharmashop.de bestellen.

Literatur für Laien/Therapeuten

Cornelia Stern: Die Heilkraft der Pflanzenknospen
1. Aufl. 2015, TRIAS Verlag, Stuttgart
Peter Emmrich: Das 1 x 1 der Knospenmedizin
2. Aufl. 2017, WZG Verlag, Dormagen
Für Therapeuten: ***Chrischta Ganz, Louis Hutter: Gemmotherapie***
Knospen in der Naturheilkunde, 2. Aufl. 2015, AT Verlag, Schweiz

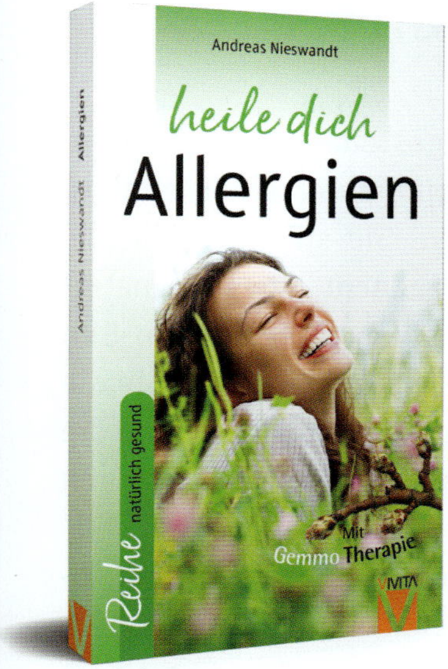

Andreas Nieswandt
Allergien
Serie: Heile dich
Aufmachung: Klappenbroschur, vierfarbig
Auflage: 1. Auflage 2020, Preis: 14,50 €
Format: 110 x 190 mm, Umfang: 96 S.
ISBN-13: 978-3-945181-30-0

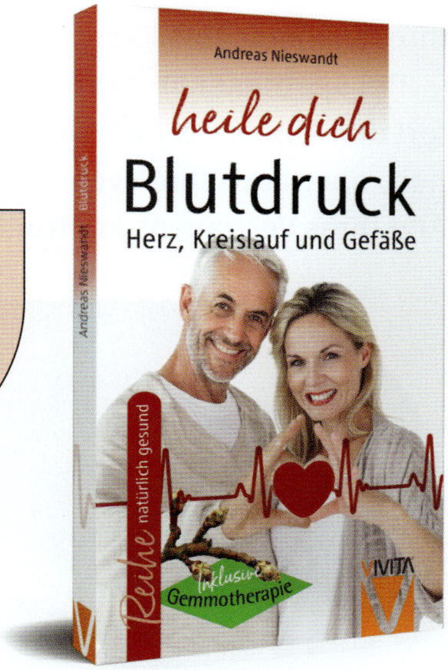

Andreas Nieswandt
Blutdruck
Serie: Heile dich
Aufmachung: Klappenbroschur, vierfarbig
Auflage: 1. Auflage 2021, Preis 14,50 €
Format: 11,5 x 19,0 cm, Umfang: 144 S. 164
ISBN-13: 978-3-945181-31-7

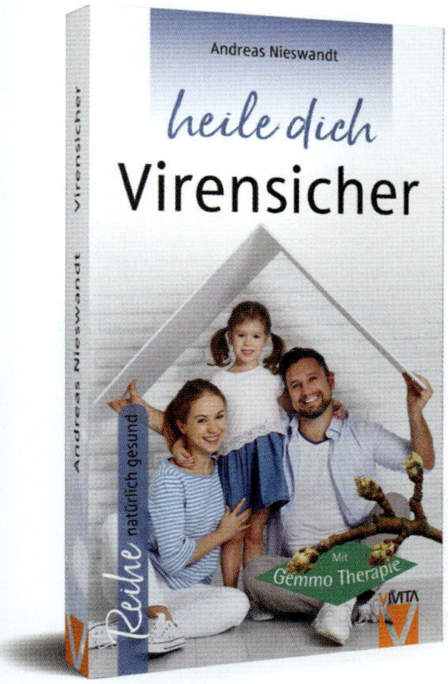

Andreas Nieswandt
Virensicher
Serie: Heile dich
Aufmachung: Klappenbroschur, vierfarbig
Auflage: 1. Auflage 2020, Preis 14,50 €
Format: 110 x 190 mm, Umfang: 144 S.
ISBN-13: 978-3-945181-32-4

Selbsthilfemaßnahmen

Die auf den folgenden Seiten dargestellten Selbsthilfemethoden ersetzen nicht die Therapie durch einen erfahrenen Naturheilkunde-Therapeuten. Sie sind vielmehr als Anregung für den Betroffenen gedacht, über die naturheilkundliche Therapie hinaus einen wesentlichen Beitrag zur Erhaltung seines Augenlichtes zu leisten. Je aktiver Sie die folgenden Methoden in Ihr Leben integrieren, desto größer sind die Aussichten auf Stillstand der Erkrankung oder gar auf Verbesserung Ihres Augenlichtes.

Bei spontanen Irritationen oder Schmerzen muss der Patient sofort den Augenarzt oder die Klinik aufsuchen. Lassen Sie Ihre Krankheit, aber auch Ihre eventuellen Fortschritte regelmäßig von einem Arzt Ihres Vertrauens kontrollieren.

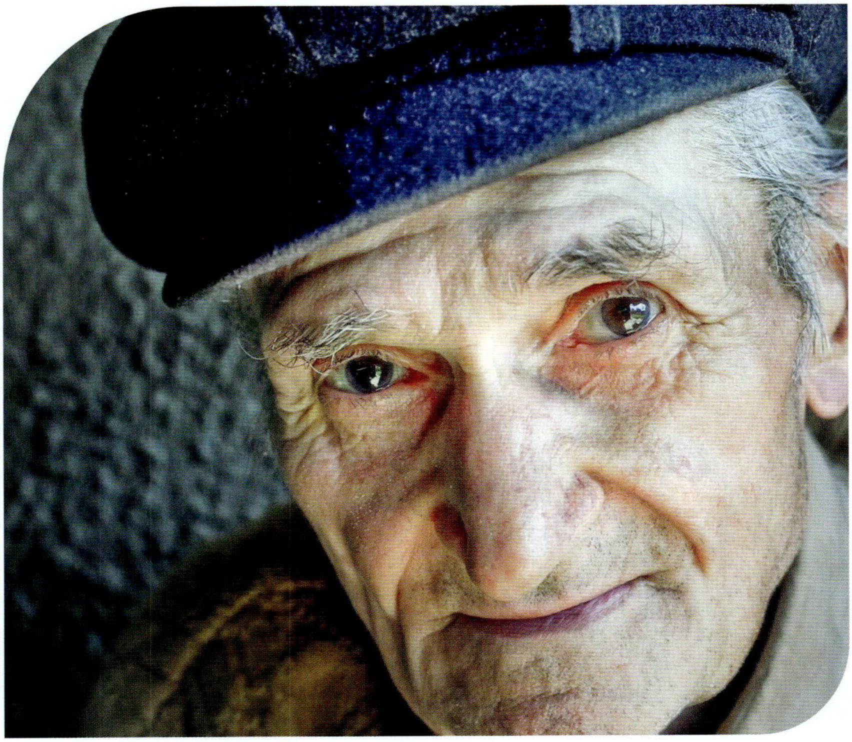

Abb. 33
Bei gesunder Lebensführung bleibt uns das Augenlicht bis ins hohe Alter erhalten.

Beim Studieren der folgenden Seiten werden Sie feststellen, dass sich einige Empfehlungen aus den vorherigen Kapiteln wiederholen. Es handelt sich hier im dritten Teil des Buches um eine Zusammenfassung wirksamer Methoden, die Ihnen helfen soll, zügig die wichtigsten Methoden der Selbsthilfe aufzufinden. Wir hoffen, dass Ihnen dadurch die Arbeit mit dem Buch erleichtert wird.

Bei den im Folgenden genannten Medikamenten, Therapieformen oder Geräten handelt es sich um Empfehlungen, die sich in der Praxis sehr gut bewährt haben.

Bei allen vorgestellten Methoden handelt es sich um Verfahren aus der Komplementärmedizin. Schulmedizinische Verfahren erfragen Sie bitte bei einem Augenarzt Ihres Vertrauens.

Wichtige Hinweise

Autor und Verlag möchten an dieser Stelle ausdrücklich darauf hinweisen, dass es sich bei den Ratschlägen um Erfahrungen aus der Praxis des Autors handelt. Die Empfehlungen wurden im Zuge hunderter Augentherapien erarbeitet. Trotzdem kann keine pauschale Garantie für einen Erfolg der genannten Methoden oder Medikamente übernommen werden, da stets die individuelle Situation des Patienten bzw. der Patientin berücksichtigt werden muss.

Eine Haftung des Autors, des Verlages oder seiner Beauftragten für Personen-, Sach- oder Vermögensschäden, die in Zusammenhang mit den therapeutischen Maßnahmen stehen, ist ausgeschlossen.

Die in diesem Buch aufgeführten Anleitungen, Informationen und Empfehlungen sind praxiserprobt. Dennoch kann keine Garantie für die Richtigkeit des Inhaltes übernommen werden, da sich das medizinische Wissen ständig erweitert und auch in Fachkreisen unterschiedliche Auffassungen bestehen.

Homöopathie ist kein Placebo sondern wie aktuelle Studien aus Indien zeigen Nanopartikelmedizin.

Zwar weichen die Meinungen des Autors teils erheblich von den an den Universitäten vermittelten Lehrmeinungen ab, doch werden diese von vielen ganzheitlich arbeitenden Therapeuten ebenfalls vertreten.

Es sei an dieser Stelle zudem ausdrücklich darauf hingewiesen, dass es sich bei diesem Buch um keine Werbung für die Praxis des Autors oder andere Naturheilpraxen, irgendwelche Therapieverfahren, medizinische Geräte oder Medikamente handelt.

Ratschläge zur Ernährung

Zur Verbesserung der körperlichen Situation stellen Sie am besten die Ernährung wie im Kapitel *»Therapieverfahren«* ausführlich beschrieben um. Zur Erinnerung sind folgende Grundregeln zu beachten:

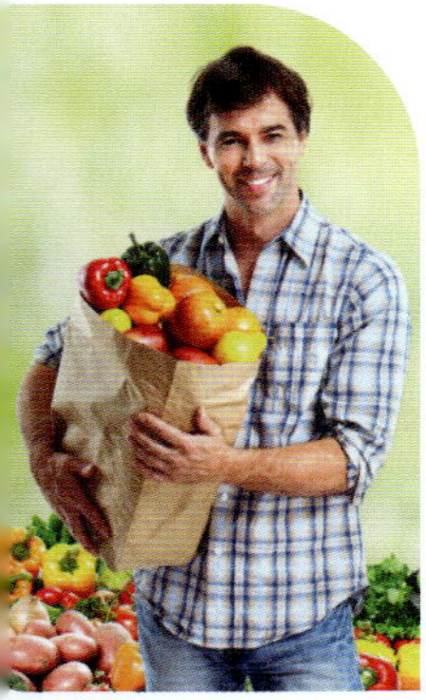

→ Streichen Sie alle tierischen Eiweiße von Ihrem Speiseplan! Meiden Sie degenerierte und synthetisierte Lebensmittelprodukte wie auch Fertigspeisen, Light-Produkte, Zuckerersatzstoffe usw. Stattdessen dürfen Sie naturbelassene Lebensmittel wie Obst, Gemüse, Pilze etc. unbeschränkt essen.
Auch Butter und Sahne sind unbedenklich, da sie keine tierischen Eiweiße enthalten.

→ Trinken Sie frische Obst- und Gemüsesäfte. Früchte und Gemüse machen das Blut basisch. Frische Säfte stärken mit ihren Vitaminen und Mineralstoffen außerdem die Augen. Damit die Vitamine möglichst vollständig erhalten bleiben, sollten Sie immer frisch entsaften. Nachfolgend weise ich auf Saftrezepte hin, die ich im Kapitel »Therapieverfahren« (⇢ *ab Seite 63*) vorgestellt habe.

Hilfe aus der Kräuterküche

Neutralisierung von Säuren

Kräutertee neutralisiert Säuren und wirkt damit Durchblutungsstörungen entgegen. Trinken Sie täglich etwa drei Tassen Kräutertee.

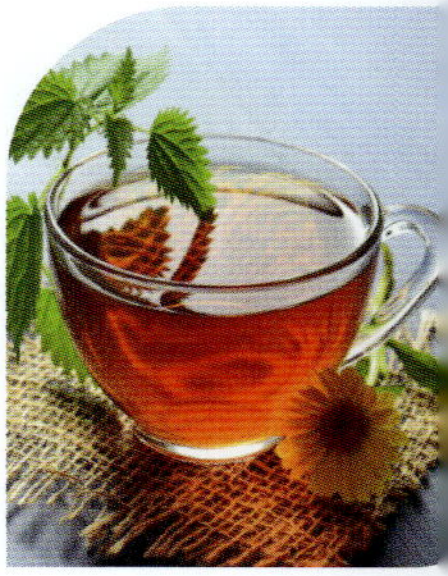

→ Wechseln Sie die Teesorte mindestens alle zwei Wochen. Eine Ausnahme können Sie machen, wenn Sie eine fertige Kräutermischung trinken, wie z.B. den 7 mal 7 Kräutertee von Jentschura oder andere Mischungen aus der Apotheke.

→ Sollten Sie nur einzelne Kräutertees trinken, dann kaufen Sie diese am besten in der Apotheke. Dies garantiert eine hohe Wirksamkeit des Tees, da medizinisch wirksame Tees nur in der Apotheke verkauft werden dürfen.

Reinigung der Blutgefäße

Eine Knoblauchkur putzt Ihre Gefäße frei. Dazu bereiten Sie nach dem folgenden Rezept eine Mischung zu, von der Sie zweimal täglich 0,05 l (ein Schnapsglas voll) auf leeren Magen trinken sollten.

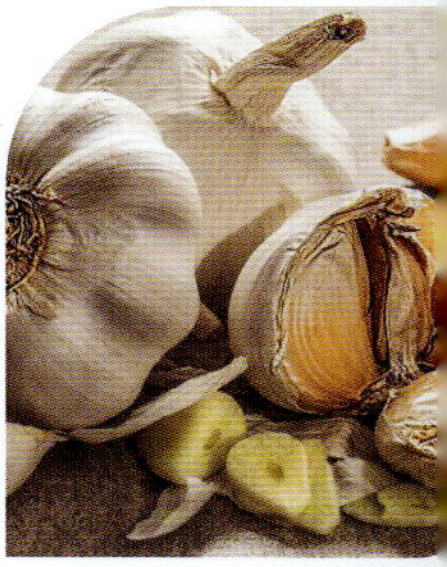

Diese Kur sollten Sie mindestens drei Wochen lang durchhalten. Sie reinigt die Gefäße gründlich von Ablagerungen und lässt Sie besser sehen, besser hören und besser denken!

Rezept

40 geschälte Knoblauchzehen und 20 dünne Ingwerscheiben zusammen mit 4 ungespritzten, ungeschälten Biozitronen klein schneiden und mit ¼ Liter Wasser und 1 Esslöffel Speiseöl im Mixer zu Brei pürieren. ¾ Liter Wasser dazugießen, eine Stunde stehen lassen, anschließend kurz aufkochen, abseihen und in ½-Liter-Flaschen füllen. Im Kühlschrank aufbewahren (hält sich ca. 3 bis 4 Wochen).

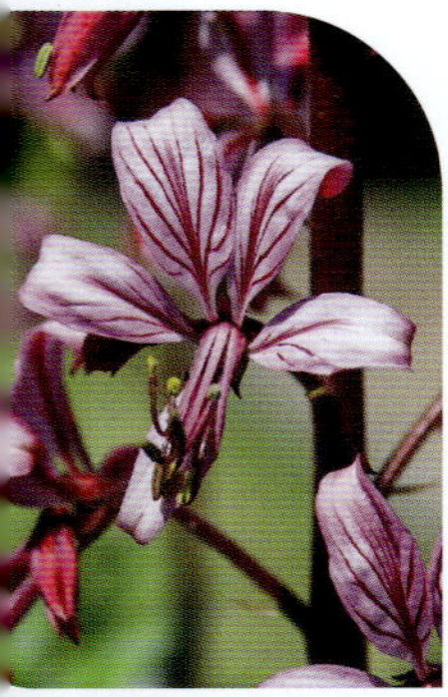

Auch aus der *Hildegard-Medizin* ist uns ein altes Rezept zur Beseitigung von verschlackten und verkalkten Arterien überliefert. *Hildegard von Bingen* beruft sich dabei auf die Heilwirkung der ***Diptamwurzel*** in Kombination mit Fenchelsamen.

Der ***Diptam (Dictamnus albus)***, auch ***Aschwurz*** oder ***Brennender Busch*** genannt, gehört zur Familie der *Rautengewächse (Rutaceae)*. Diese mehrjährige krautige Pflanze steht seit 1936 unter Naturschutz, denn sie kam schon damals nur vereinzelt in Mitteleuropa vor.

Rezept

30-50 g pulverisierte Diptamwurzel (erhältlich in Hildegard-Kräuterläden oder in Apotheken) wird in einem Liter aus gestoßenem Fenchelsamen aufgekochtem Tee gelöst. In den Sud kommen noch 250 ml Weinessig und etwa die gleiche Menge Honig, um den bitteren Geschmack der Wurzel etwas abzumildern. Bitte den Honig nicht kochen, sondern erst nach Abhühlung auf 40° Celsius hinzugeben. Dieses Heilgetränk – in Flaschen abgefüllt und kühl gestellt – wird kurmäßig in einer Dosis von 60 ml morgens auf nüchternen Magen getrunken. Bitte vorher gründlich die Flasche aufschütteln, denn das Wurzelpulver ist nicht wasserlöslich. Die angegebene Menge ist im Kühlschrank aufbewahrt bis zum kompletten Verzehr haltbar.

Nebenwirkungen für diese rein natürlichen Rezepte sind nicht bekannt. Bitte diese Tinkturen aber kurmäßig nur über eine bestimmte Dauer anwenden, bis eine Besserung erreicht ist. Sie eignen sich gut zur Entschlackung im Frühjahr oder im Herbst bei abnehmendem Mond. Die Kuren können beliebig oft wiederholt werden.

Entlastung der Nieren

Zinnkrautbäder entlasten die Nieren und helfen bei Ödemen jeder Art. Deshalb sollten Sie bei feuchter *Makuladegeneration* und *diabetischer Retinopathie* regelmäßig Zinnkrautbäder nehmen.

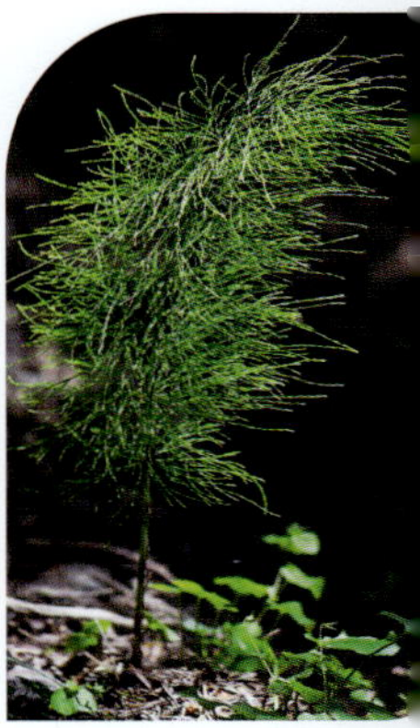

Bereiten Sie sich zunächst an drei aufeinander folgenden Tagen ein Bad nach der folgenden Anleitung zu. Danach ist ein ***Zinnkrautbad*** pro Woche ausreichend.

Anleitung

100 g getrocknetes Zinnkraut in einen Kopftopf geben und über Nacht in kaltem Wasser einweichen, wobei Sie die Kräuter unter das Wasser rühren sollten. Das Wasser am nächsten Tag kurz aufkochen lassen und den Tee zum Badewasser hinzufügen. Baden Sie darin etwa 20 Minuten.
Das Wasser sollte bis über die Nieren reichen, das Herz muss allerdings außerhalb des Wassers sein!
Hüllen Sie sich anschließend in einen Bademantel, ohne sich abzutrocknen, und legen Sie sich in ein warmes Bett. Das Wasser wird innerhalb etwa einer Stunde durch die Körperwärme verdunsten.

Schüßler-Salze

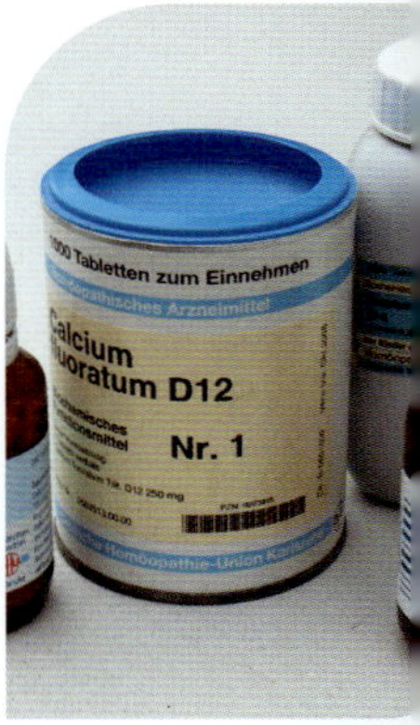

Verbessern Sie die Wirkung der richtigen Ernährung durch die Einnahme biochemischer Mittel (Schüßler-Salze). Eine tabellarische Auflistung der einzelnen Mittel habe ich im Kapitel »*Therapieverfahren*« (⋯> *siehe Seite 67/68*) geleistet.

Schüßler-Salze sind alternativmedizinische Präparate von Mineralsalzen in homöopathischer Dosierung (Potenzierung). Die Therapie mit ihnen basiert auf der Annahme, Krankheiten entstünden allgemein durch Störungen des Mineralhaushalts der Körperzellen und könnten durch homöopathische Gaben von Mineralien geheilt werden. Diese Annahmen sind natürlich wissenschaftlich nicht anerkannt. Die Wirksamkeit der Schüßler-Salze konnte von mir aber immer wieder belegt werden.

In der Praxis haben sich neben den Mineralsalzen von *DHU* auch die Präparate von *Dr. Pflüger* oder für preisbewusstere Anwender die Salze von *Nestmann* bewährt.

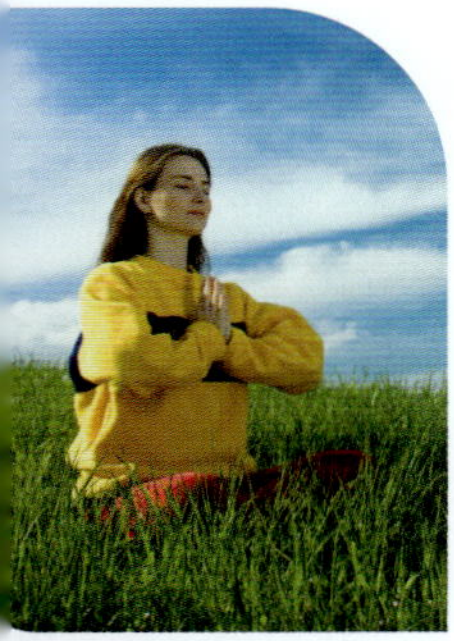

Atemtherapie

Verbessern Sie die Ausscheidung schädlicher Stoffe durch tägliches Atemtraining. Ich habe Ihnen dazu im Kapitel »*Therapieverfahren*« einen praktischen Fahrplan an die Hand gegeben. Sie können die folgende Übung im Liegen auf dem Rücken oder alternativ im Sitzen machen. Sollten Sie im Sitzen üben, dann achten Sie bitte darauf, mit gerader Wirbelsäule entspannt zu sitzen. Für den Anfang ist diese Atmung im Liegen einfacher zu erlernen.

→ Legen Sie eine Hand auf den Bauch, die andere auf Ihren Brustkorb. Schieben Sie beim Einatmen Ihren Bauchraum weit vor, ohne den Brustkorb zu bewegen. Die Vorderseite der Brust sollte ruhig, unbeweglich und entspannt bleiben. Lassen Sie die Atmung direkt aus dem Bauchraum kommen. Atmen Sie langsam und geräuschlos durch die Nase ein und aus.

→ Versuchen Sie im Laufe der Zeit, die Dauer der Ein- und Ausatmung jeweils bis auf 15 Sekunden auszudehnen. Beginnen Sie mit fünf Atemzügen, und trainieren Sie, bis Sie 20 solcher Atemzüge hintereinander schaffen können.

Richtiges Atmen im Alltag

Bald werden Sie die Übung bei jeder Gelegenheit durchführen können, ob Sie nun in einem Bus oder im Café sitzen.

Halten Sie mindestens drei Monate lang durch und machen Sie diese Übung im Laufe des Tages so häufig wie möglich, dann wird die tiefe, entspannte Atmung bald zu einer gesunden Gewohnheit und sogar zu einem richtiggehenden Bedürfnis.

Elektroakupunktur und Akupressur

Die Elektroakupunktur und die Stimulation der Akupunkturpunkte mit einer Stricknadel erreichen niemals dieselbe Intensität wie eine fachmännisch durchgeführte Akupunktur. Diese Methoden zur Selbsthilfe sind ausschließlich dazu gedacht, sich selbst im Anschluss an eine naturheilkundliche Therapie weiter zu behandeln, um den Erfolg der Therapie zu vertiefen.

Elektroakupunktur

Bei der Elektroakupunktur wird mit einem speziellen Akupunkturgerät der spezifische Akupunkturpunkt, den man stimulieren möchte, gesucht und dann mit elektrischem Strom gereizt.

Dieses Verfahren ist sehr zeitaufwändig, wenn man sich jedoch auf einige wenige Punkte konzentriert, die man jeden Tag stimuliert, kann man dadurch die Therapie bei einem Naturheilkunde- oder *ART*-Therapeuten zusätzlich unterstützen.

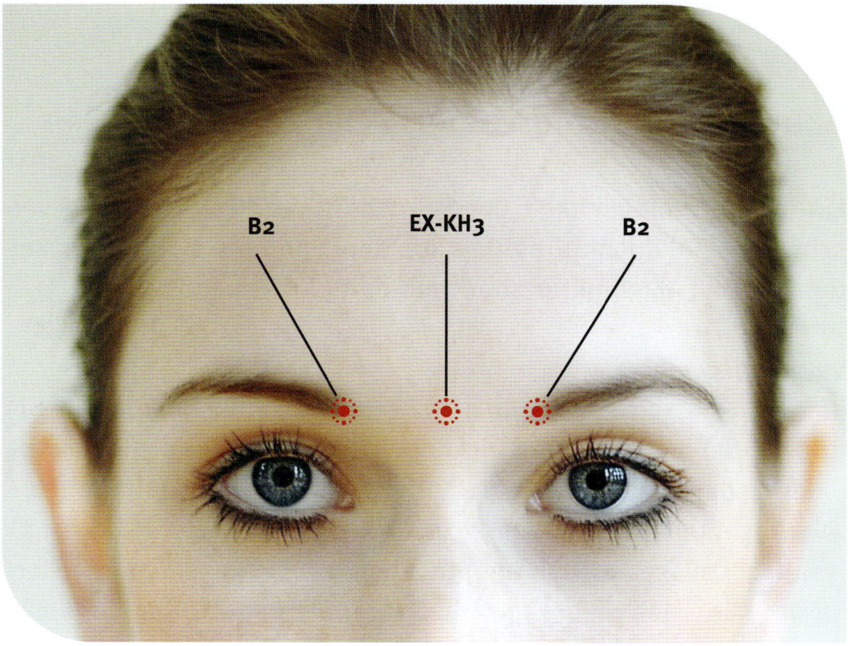

Abb. 34
Meridiane und Energiepunkte sind der Schulmedizin nicht bekannt. In anderen Kulturen jedoch arbeitet man erfolgreich damit. Neben der Akupunktur ist noch die Akupressur geläufig. Entsprechende Literatur ist auf dem Ratgebermarkt verfügbar.

Geeignet für die Elektroakupunktur zu Hause ist z.B. das Elektroakupunktur-Gerät der Firma *Medisana*. Es gibt sicherlich auch andere gute Geräte auf dem Markt, das genannte Gerät jedoch ist besonders handlich für den Heimgebrauch.

Vorgehensweise

Ist das Gerät eingeschaltet, sucht man die in Abb. 34 (⇢ *Seite 95*) gekennzeichneten Akupunkturpunkte. Sind diese gefunden, gibt das Gerät einen hohen Summton von sich. Drücken Sie dann den Schalter zur Elektrostimulation des Punktes, und stimulieren Sie den Punkt etwa 90 Sekunden lang.
Haben Sie den Punkt exakt getroffen, dann fühlt sich die Elektrostimulation wie ein Nadelstich an. Haben Sie nicht dieses Gefühl, müssen Sie entweder die Stromstärke erhöhen oder noch einmal die exakte Lage des Akupunkturpunktes bestimmen und anschließend neu stimulieren.

Die dargestellten Punkte sind gut geeignet, um die Durchblutung der Netzhaut anzuregen.

Akupressur mithilfe einer Stricknadel

Eine weitere Möglichkeit der Selbsthilfe ist die Stimulation verschiedener Akupunkturpunkte aus dem von *John Boel* entwickelten System „Akupunktur 2000" mit einer Stricknadel.

Vorgehensweise

In Abb. 35 (⇢ *Seite 97*) sind die zu stimulierenden Punkten eingetragen. Nehmen Sie eine Stricknadel und suchen Sie die in der Abbildung dargestellten Punkte.
Die Augenpunkte befinden sich jeweils in der Mitte der Gelenkspalten. Drücken Sie mit der Stricknadel auf verschiedene Stellen in der Mitte des Gelenkspaltes. Haben Sie den Akupunkturpunkt

gefunden, spüren Sie einen sehr unangenehmen Druck oder sogar leichten Schmerz. Halten Sie diesen Punkt und drücken Sie mit einer Kraft von etwa einem Kilogramm die Stricknadel auf diesen Augenpunkt. Halten Sie diese Belastung etwa 30 Sekunden oder so lange, bis die Schmerzhaftigkeit des Punktes deutlich nachlässt, jedoch maximal drei Minuten.
Anschließend stimulieren Sie die anderen Punkte. Dieses Verfahren können Sie täglich zur Selbsthilfe anwenden.

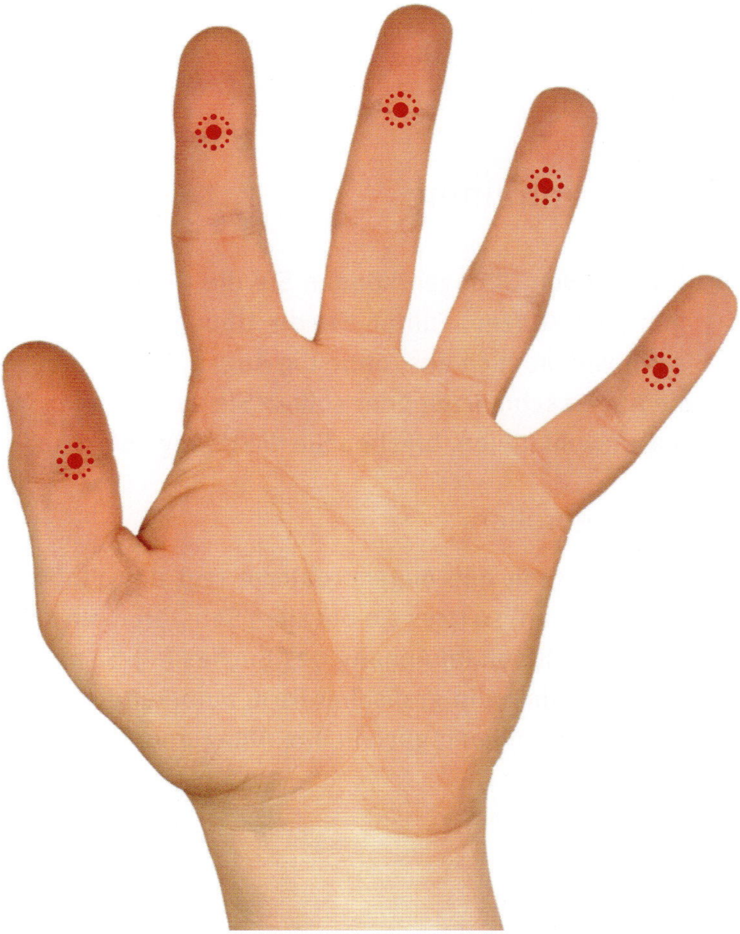

Abb. 35
Die relevanten Akupunkturpunkte der Hand finden Sie an allen Fingern in der Spalte des oberen Fingergliedes.

Licht-Therapie

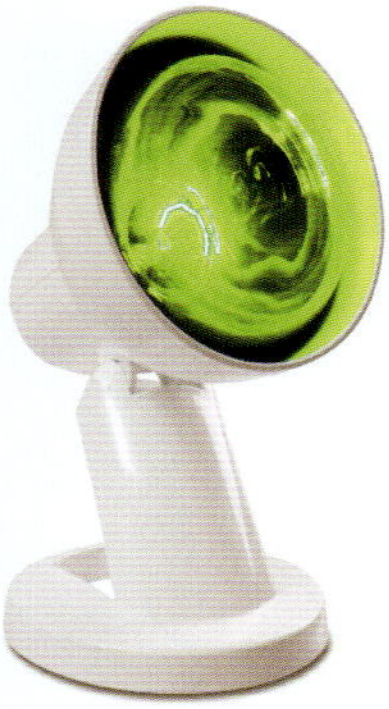

Sollten Sie sich eine Farbheillampe zugelegt haben, können Sie Ihre Therapie damit folgendermaßen unterstützen:

Bestrahlen Sie die Augen bei *Makuladegeneration* oder *Diabetischer Retinopathie* mindestens zweimal täglich je 30 Minuten lang mit grün-gelbem Licht.

Anfangs sollten Sie die Augen während der Bestrahlung unbedingt geschlossen lassen. Später, wenn Sie an die Lampe gewöhnt sind, können Sie mit geöffneten Augen an der Heillampe vorbeischauen, wobei Sie mit dem Blick um die Lampe herum kreisen. Achtung: Niemals direkt in die Lampe schauen!

Sanftes Augentraining

Mit folgenden Übungen können Sie die Genesung Ihrer Augen unterstützen. Führen Sie die Übungen aber immer so sanft wie möglich aus, ohne die Augen damit zu belasten. Sollten die Augen schmerzen oder sollten Sie sich dabei in irgendeiner Weise unwohl fühlen, brechen Sie die Übung sofort ab.

Übung 1: Augenrollen

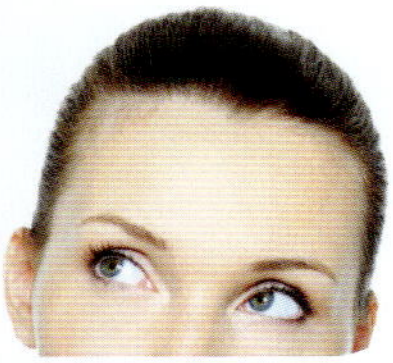

Diese Grundübung für alle Augenprobleme regt den Stoffwechsel im gesamten Auge an, so dass sie bei allen Sehstörungen sehr hilfreich ist. Ich habe Ihnen im Anhang des Buches (→ *S. 107*) ein erweitertes Augentraining in grafischer Form aufbereitet. Am besten Sie bauen diese Übungen täglich in ihre Alltagsroutine ein.

Anleitung

Rollen Sie mit den Augen langsam im Kreis mehrmals links und rechts herum. Bewegen Sie dabei Ihre Augen am Rande Ihres Sehfeldes und lassen Sie den Blick umherschweifen, ohne etwas genau zu fixieren. Achten Sie darauf, die Übung so langsam und konzentriert wie möglich durchzuführen.

Indikation: alle Sehstörungen und Augenkrankheiten
Häufigkeit: zwischendurch so oft wie möglich, mindestens dreimal täglich
Pausen: zwischen den Wiederholungen mindestens zwei Stunden Pause einlegen

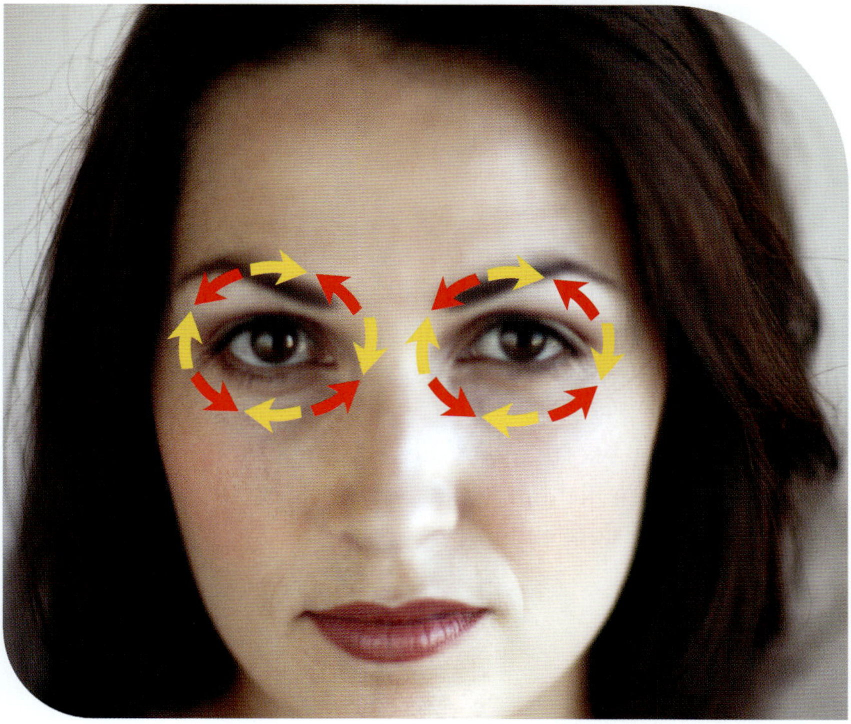

Abb. 36
Die Augenübungen sind auch unter dem Pseudonym: „Augenyoga" bekannt und literarisch gut dokumentiert.

Übung 2: Lockerung der Augenmuskeln

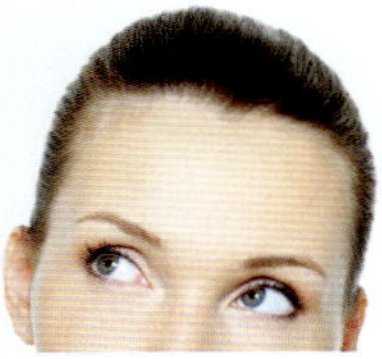

Die folgende Übung erhöht die Geschmeidigkeit der Augenmuskeln, da Anspannung und Entspannung der Augenmuskulatur in kurzen Abständen aufeinander folgen.
Dies ist eine Grundübung für alle Augenprobleme. Sie regt den Stoffwechsel im gesamten Auge an. Alle Sehstörungen profitieren davon.

Anleitung

→ Halten Sie Ihren Daumennagel ca. 10 cm vor die Augen. Es spielt keine Rolle, ob Sie den Nagel deutlich erkennen können oder nicht, es geht hier ausschließlich um die Dehnung und Entspannung der Augenmuskeln.

→ Führen Sie den Daumen senkrecht so langsam wie möglich nach oben. Atmen Sie dabei tief ein. Lassen Sie den Kopf bewegungslos. Folgen Sie dem Daumennagel ausschließlich mit Ihren Augen.

→ Führen Sie beim Ausatmen den Daumen wieder in die Ausgangsposition zurück.

→ Wiederholen Sie die Bewegung im Winkel von ca. 45° von links oben nach rechts unten.

→ Wiederholen Sie diese Übung mit dem Blickwinkel von 45° von rechts oben nach links unten.

→ Machen Sie die Übung einmal im Uhrzeigersinn, anschließend einmal in entgegengesetzter Richtung.

Hoch motivierte Leser können diese Übung auch dreimal täglich zehnmal in beiden Richtungen ausführen. Je mehr Sie üben, desto eher werden Sie Erfolg haben.

Indikation: alle Sehstörungen und Augenkrankheiten
Häufigkeit: zwischendurch so oft wie möglich, mindestens dreimal täglich
Pausen: zwischen den Wiederholungen mindestens zwei Stunden Pause einlegen

Da die Augenmuskulatur bei den meisten Sehstörungen in einem schlechten „Trainingszustand“ ist, haben die meisten „Trainingsanfänger“, wie bei jeder anderen Sportart auch, anfangs oft Schmerzen. Dabei handelt es sich um eine Art Muskelkater. Diesen kann man umgehen, indem man anfangs nur sehr sanft übt. Allerdings dauert es dann wesentlich länger, bis das Training zu einem Erfolg führt. Für einen schnellen Erfolg ist es gut, die Augen bis an die Grenze zu führen, bei der die Augenmuskulatur sich sehr anspannt bzw. dehnt. Patienten mit schweren Augenkrankheiten wie *Makuladegeneration* oder *grünem Star* (Glaukom) dürfen diese Übung allerdings nur sanft ausführen.

Eine weitere Modifikation dieser Übung ist die *Liegende Acht*. Hier folgen die Augen kreisförmig einer liegenden Acht. Bei der Mittelachse wird dann jeweils die Richtung gewechselt, so dass die Augen einmal rechts und das andere Mal links herum gedreht werden.

Weitere allgemeine Empfehlungen

→ Meiden Sie blendendes Licht, denn Blendung kann den Sehverlust beschleunigen. Deswegen bei Lichtempfindlichkeit immer eine Sonnenbrille oder Schirmmütze tragen.

→ Entspannung (z.B. mittags 20 Minuten schlafen, abends gegen 22 Uhr ins Bett, da der Schlaf vor Mitternacht der wichtigste ist) entlastet den Körper und schenkt Ihnen Frieden.

→ Kaufen Sie sich ein Nackenstützkissen. Lassen Sie sich in einem guten Bettengeschäft beraten, welches Kissen für

Sie geeignet ist. Liegen Sie dort Probe! In einem guten Geschäft können Sie das Nackenstützkissen, wenn es zu Hause nicht ideal zu Ihnen passt, innerhalb von 3 bis 14 Tagen zurückgeben. Ein Kissen ist dann ideal, wenn von einer Nacht zur anderen die Nase frei bleibt, der Harndrang fehlt und weniger oder gar keine Nacken bzw. Rückenschmerzen auftreten.

→ Lassen Sie sich regelmäßig von einem Osteopathen oder Physiotherapeuten behandeln. Einrenken an der Halswirbelsäule ist bei Augenkrankheiten schädlich. Sanfte Genickbehandlungen unterstützen jedoch die Augentherapie. Geeignet sind u.a. die craniosacrale Osteopathie, die Methode Dorn, die Feldenkraismethode etc.

→ Meiden Sie Sport, der die Wirbelsäule belastet oder zu Unfällen im Kopfbereich beitragen kann. Für Augenpatienten zu meiden sind Karate, Judo, Skifahren, Bungee-Jumping, Fallschirmspringen, Boxen und ähnliche Sportarten, bei denen es zu Rückenverletzungen kommen kann. Ebenso kann möglicherweise ein Fußball, der den Kopf trifft, zu irreparablen Schäden in der Sehrinde und somit zu Sehverschlechterungen führen. Empfohlen werden Wandern, Schwimmen, Nordic Walking, Rückentraining (z.B. Yoga) und ähnliches.

→ Eine Destabilisierung des Genickgelenkes sollte vermieden werden (z.B. durch Heben schwerer Lasten unter Drehbewegungen, starkes Dehnen des Nackens, Tätigkeiten in gebückter Haltung).

→ Lebenslange Substitution von Mineralien wird dringend angeraten. Nehmen Sie z.B. 3 x täglich 2 ***Neukönigsförder Mineraltabletten NE*** nach dem Essen ein.

Wichtige Hinweise

Die in diesem Buch aufgeführten Anleitungen, Informationen und Empfehlungen sind praxiserprobt. Dennoch kann keine Garantie für die Richtigkeit des Inhaltes übernommen werden, da sich das medizinische Wissen ständig erweitert und auch in Fachkreisen unterschiedliche Auffassungen bestehen.

Zwar weichen die Meinungen des Autors teils erheblich von den an den Universitäten vermittelten Lehrmeinungen ab, doch werden diese von vielen ganzheitlich arbeitenden Therapeuten ebenfalls vertreten.

Explizit wird darauf hingewiesen, dass dieses Buch eine medizinische Untersuchung und Behandlung nicht ersetzen kann. Autor und Verlag übernehmen daher keine Haftung für jedwede Folgen oder körperlichen Beeinträchtigungen im Zusammenhang mit den in diesem Buch beschriebenen Methoden und Hinweisen.

Es sei an dieser Stelle zudem ausdrücklich darauf hingewiesen, dass es sich bei diesem Buch um keine Werbung für die Praxis des Autors oder andere Naturheilpraxen, irgendwelche Therapieverfahren, medizinische Geräte oder Medikamente handelt.

Typische Anzeichen einer AMD
Altersbedingte Makuladegeneration

Unterschiedliche Symptome können auf eine AMD hinweisen. Wenn Sie eines oder mehrere dieser Anzeichen bei sich feststellen, sollten Sie umgehend einen Augenarzt konsultieren.

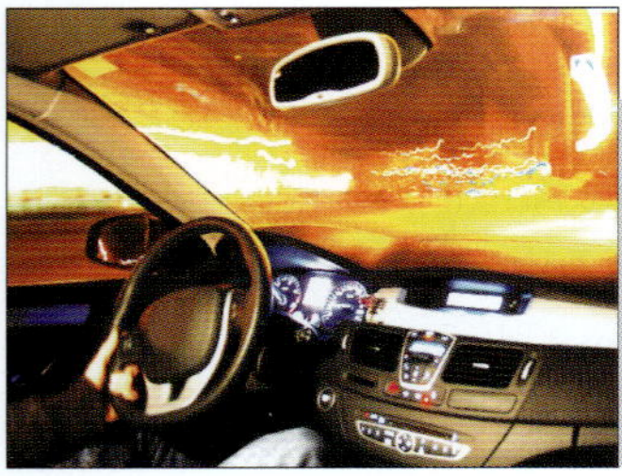

Erhöhte Blendungsempfindlichkeit

z. B. Beim Autofahren im Dunkeln

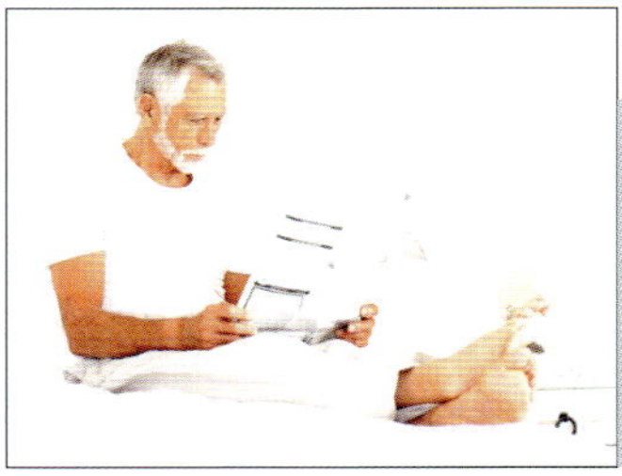

Erhöhte Lichtbedürftigkeit am Tage

z. B. Lesen nur mit zusätzlichen Lichtquellen möglich

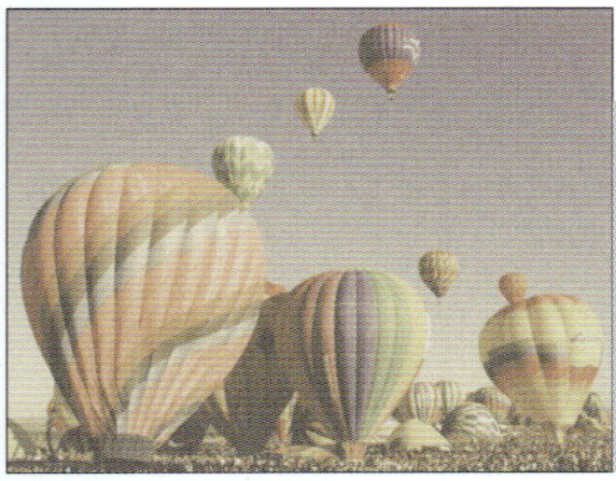

Verminderte Kontrastwahrnehmung

Farben wirken blass, verwaschen und kontrastlos

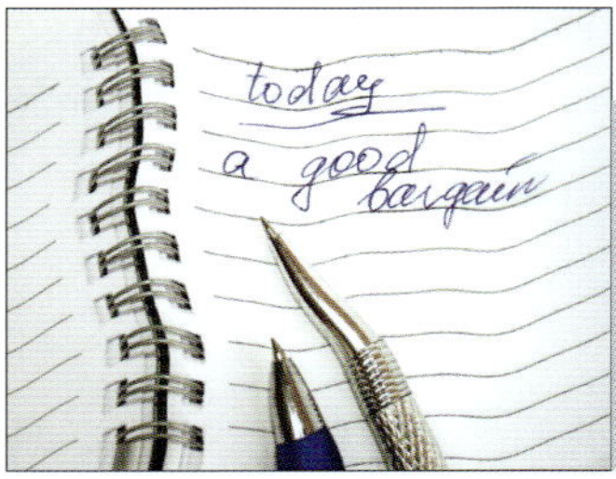

Verzerrtes Sehen

z. B. gerade Linien erscheinen gebogen, Perspektiven verschwimmen

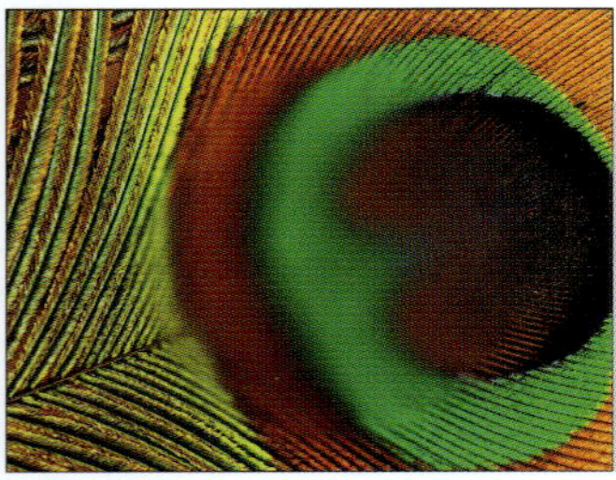

Verminderte zentrale Sehschärfe

Das Erkennen von Details geht verloren

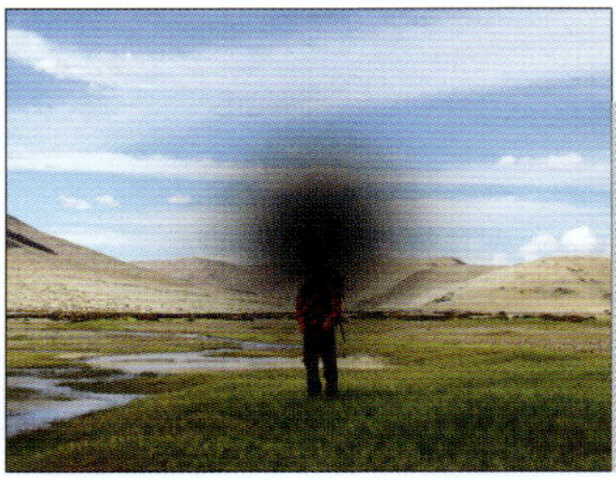

Dunkle Flecken in der Mitte des Sichtfeldes

Ausschnitte erscheinen dunkler oder verschwinden

Amsler-Gitter-Test

Indikationsanzeiger für Makuladegeneration

Stellen Sie sich folgenden Fragen und testen Sie zunächst abwechselnd das linke und dann das rechte Auge. Wie ist die Wahrnehmung mit beiden Augen gleichzeitig?

→ Erscheinen einige Quadrate des Gitters oben größer oder kleiner als die restlichen?
→ Fehlt dem Gitter oben eine Ecke?
→ Sind leere Stellen erkennbar?
→ Sind Linien verzerrt oder gewellt?
→ Sind bestimmte Bereiche im Gitter oben verschwommen?
→ Sehen Sie einen grauen Schatten?

Gleicht Ihre Wahrnehmung der linken Abbildung in Abwandlungen der rechten Abbildung, dann konsultieren Sie bitte einen Augenarzt.

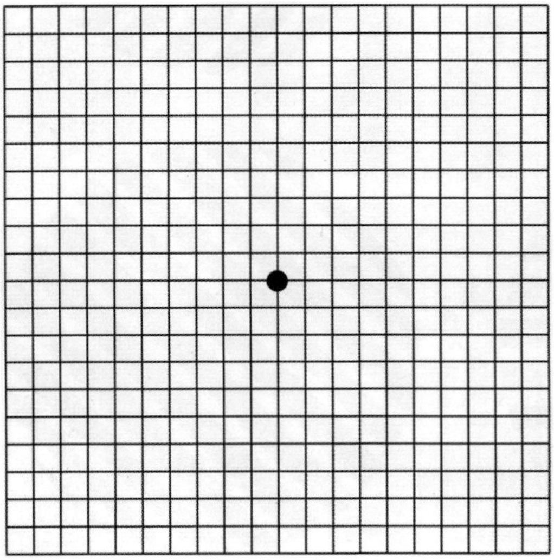

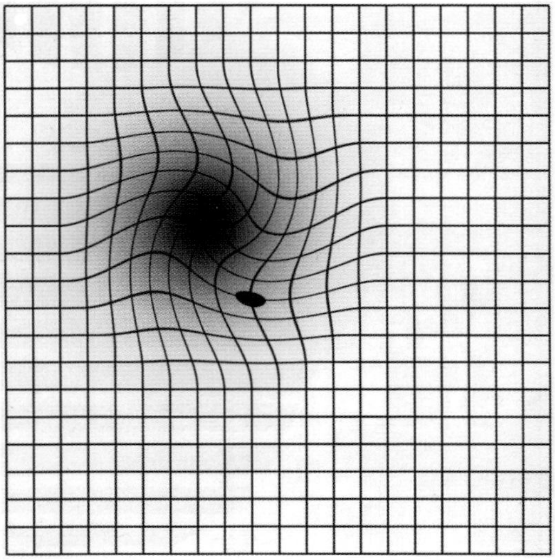

Astigmatismus
Besonderere Bruchfehler des Auges

Liegt ein Astigmatismus vor, erscheint einer dieser vier Kreise deutlich dunkler als die anderen. Bei einer Refraktionsanomalie werden die von einem betrachteten Objekt ausgehenden Lichtstrahlen nicht in einem Punkt auf der Netzhautebene gebündelt, sondern in einer Brennlinie abgebildet, was zu der Bezeichnung Stabsichtigkeit geführt hat.

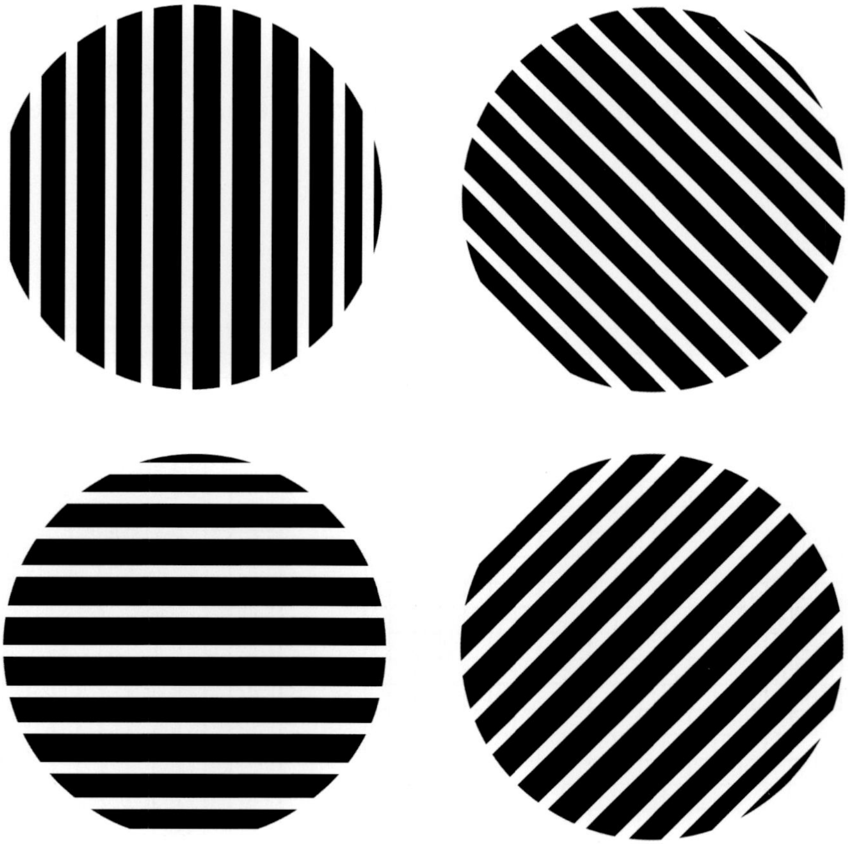

Augenübungen
Starke Augen durch Augenyoga

Mit den folgendem Augentraining können Sie ergänzend zur Übung des Augenrollens (⇢ *Seite 99*) die Genesung Ihrer Augen unterstützen. Führen Sie die Übungen aber immer so sanft wie möglich aus, ohne die Augen damit zu belasten. Sollten die Augen schmerzen oder sollten Sie sich dabei in irgendeiner Weise unwohl fühlen, brechen Sie die Übung sofort ab. Zwinkern Sie nach jeder Übung ein paar Sekunden mit Ihren Augen. Das entspannt die Augenmuskeln.

Am Ende der Übung reiben Sie kräftig ca. 10 Sekunden lang Ihre Hände und legen sanft den linken Handteller auf ihr linkes Auge, und den rechten Handteller auf ihr rechtes Auge. Ihre Augen erfahren unmittelbar absolute Entspannung.

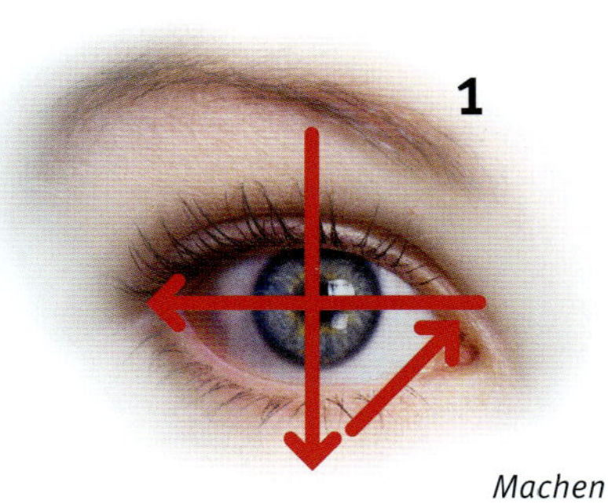

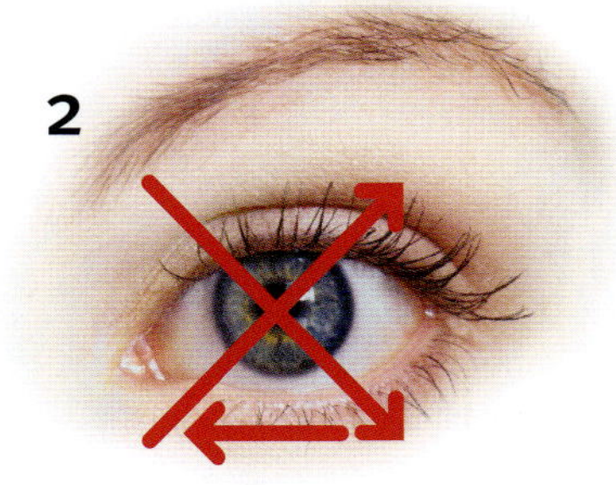

Machen Sie diese Übungen immer mit beiden Augen synchron. Wiederholen Sie diese Übung 4 bis 8 Male.

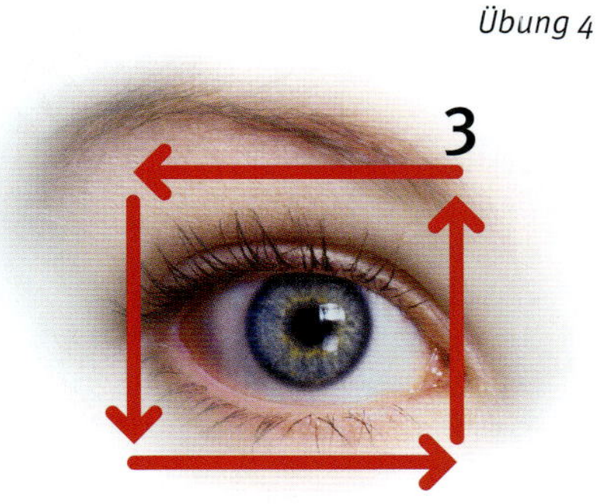

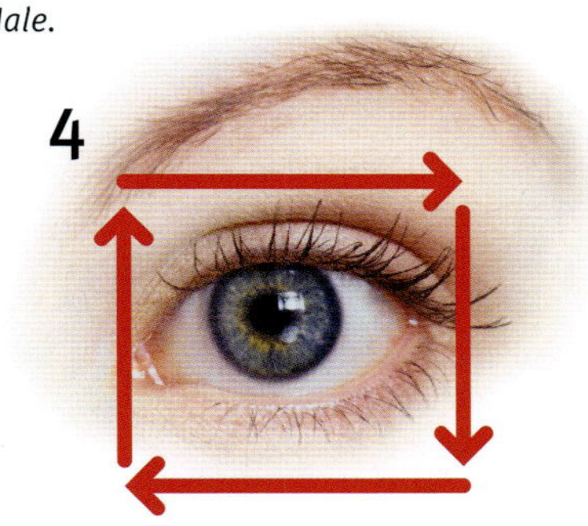

Abb. 22
Übung 1: Beginnen Sie mit dem Blick nach oben, dann nach unten, dann nach links und dann nach rechts.
Übung 2: Beginnen Sie mit einem Blick nach links oben, nach rechts unten, dann von von links unten nach rechts oben.
Sie können die Übung 1, 2,3 und 4 auch in der Ablauffolge kombinieren.
Alle weiteren Übungen stellen wir kostenfrei auf unserer Webseite www.vivitaverlag.de unter dem Beitrag über Augenheilkunde als Download zur Verfügung.

N

O

P

R

S

T

U

V

Z

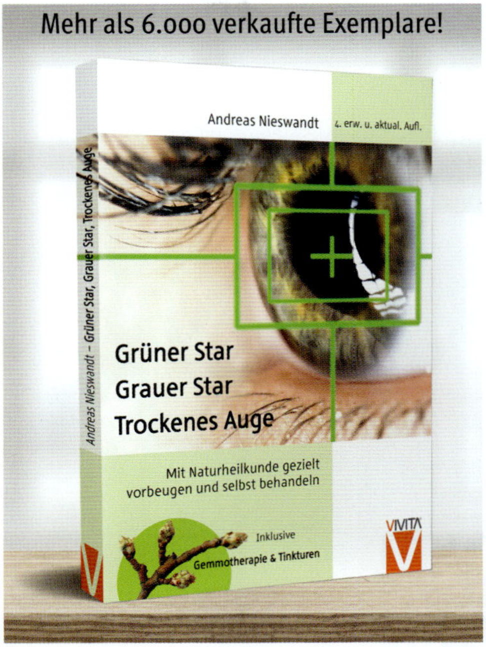

Das vorliegende Buch richtet sich an medizinische Laien, die an Grauem Star (Katarakt), Grünem Star (Glaukom) oder Trockenem Auge leiden. Das Buch ist in verständlichen Worten verfasst worden, um vor allem dem betroffenen Laien mögliche Ursachen und deren naturheilkundliche Behandlungsformen verständlich nahe zu bringen. Neu in der 4. Auflage sind: Aktualisierung der Therapieverfahre, Erweiterung der Gemmotherapie-Mazerate und Tinkturen, Lesefreundliches Layout und eine methodisch-didaktische Aufbereitung der Inhalte.

8-seitige Klappenbroschur
128 Seiten, vierfarbig,
82 Abb./9 Tabellen
4. Auflage Vivita Verlag 2024
ISBN 978-3-9812520-33
€ 19,90

eBook: ISBN 978-3-945181-02-7

Mehr als 10.000 verkaufte Exemplare!

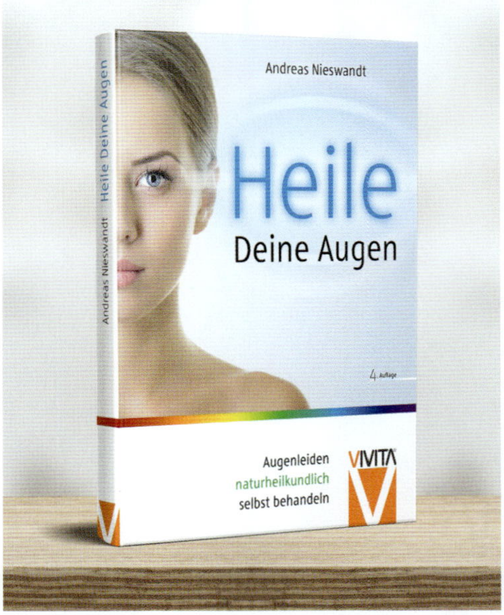

Das in der 4. Auflage erschienene Standardwerk des Autoren Andreas Nieswandt, versteht sich als ganzheitlicher Ratgeber und Kompendium in allen Fragen der Augengesundheit. Vor allem der 36-seitige naturheilkundliche Therapieindex lässt schnell die passende Indikation für alle Augenprobleme finden. Neu in der 4. Auflage sind Atemübungen nach Boteyko sowie ein umfangreiches Register zur Anwendung der Gemmotherapie. Das Buch richtet sich sowohl an Behandler als auch an Betroffene, die ihre Erkrankung in den Griff bekommen wollen.

Integraleinband/Softcover
256 Seiten, vierfarbig,
104 Abb./45 Tabellen
4. Auflage Vivita Verlag 2021
ISBN 978-3-9812520-8-8
€ 27,00

eBook: ISBN 978-3-945181-21-8

VIVITA®